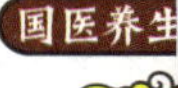

居家必备

健康必知的养生细节

李宝珍◎编著

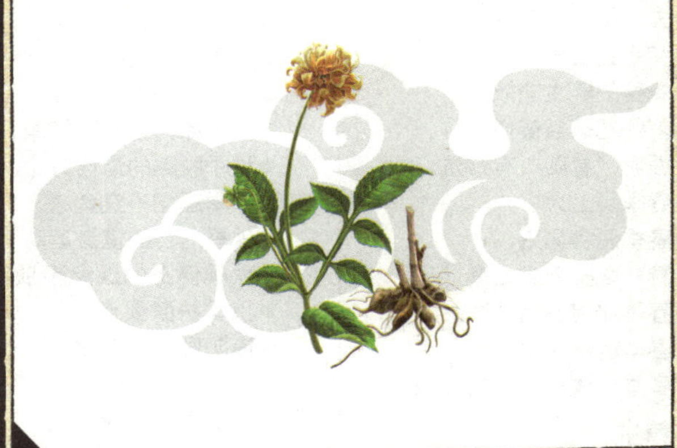

山西出版传媒集团
山西科学技术出版社

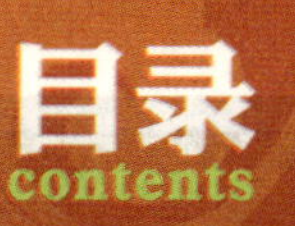

目录
contents

Part 02 饮食养生细节

食物性味

食物进补

食物药用

膳食均衡

饮食习惯

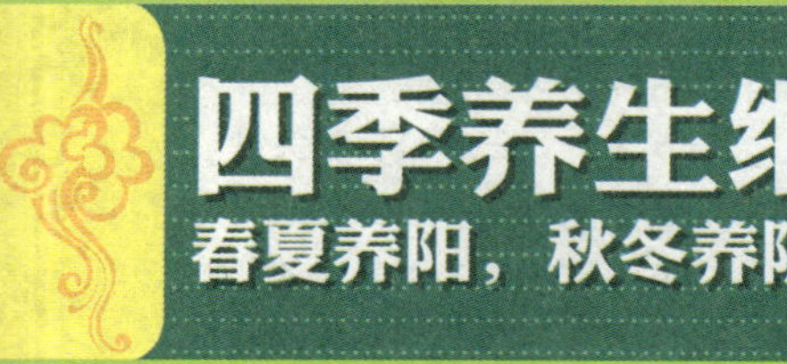

四季养生细节

春夏养阳，秋冬养阴

春季养生

春季气候对人体的影响

多数人认为，人体生理常数的最高值或最低值都出现在气候条件不好的夏、冬两季，其实，人体受季节影响最大的却是春季。

春季虽然气候宜人，却很不稳定，让那些对天气敏感的人很不适应。

春季人体皮肤舒展，循环系统功能加强，皮肤末梢血液供应增多，汗液分泌也有所增加，各种器官负荷加重，中枢神经系统发生镇静、催眠作用，所以会发生春困现象。

同时，春季还是个多风的季节，易改变人体内的化学反应，因此要特别小心。

春季养生的原则

▶春季养生，重在养肝

现代医学认为，情绪不良易致肝气郁滞不畅，神经内分泌系统功能紊乱，免疫功能下降，容易引发多种疾病。五行学说中，肝属木，与春相应，主升发，喜畅达疏泄而恶抑郁。所以，春季养肝重在调理情志。

春季要避虚邪

在冬春之交当注意保暖，尤其对中老年人、婴幼儿及体质较弱者来说，如果不注意气候的变化和身体的护理、调养，及时地增减衣被和保暖，会很容易受病菌侵袭。若防范及时，不要急于减衣，多捂一段时间，缓慢调整身体的阴阳平衡，将会减少发病的可能。

春季的食养原则

在整个春季里，食养原则都是“减酸增甘，以养脾气”。因春天肝气旺，肝旺易克伐脾土而引起脾胃病，而酸味是肝之本味，所以此时应减酸味，以免肝气过旺，这样也能保护脾气不受克伐。甘是脾的本味，所以为抗御肝气，可增加甘味以补脾气，加强机体的防御性。

性温味甘的食物主要有：糯米、黑米、高粱、燕麦、南瓜、扁豆、红枣、桂圆、核桃、板栗、牛肉、猪肚、鲫鱼、草鱼等。另外，也要多吃温补阳气的食物，如韭菜、大蒜、洋葱、芥菜、香菜、生姜、葱等。这类食物性温味辛，可疏散风寒。

春韭的养生作用

春天的韭菜根如白玉，脆嫩鲜美，是蔬菜中的佼佼者。韭菜中含有多种对人体有益的营养成分，如植物性芳香挥发油、硫化物、纤维素等，具有促进食欲的作用，对老人、孩子、孕妇来说，多吃韭菜十分有益于健康。

此外，韭菜还可药用。如韭菜炒鲜虾，能壮阳益精，健脾补肾，可治疗腰膝无力、盗汗、遗精等症；韭菜炒猪肝或猪腰，可治疗老年肾虚所致的耳鸣、耳聋、眼目昏花、阴虚盗汗等症；韭菜炒鸡蛋可温中养血，对虚性哮喘、痰多等有效。

多食野菜益处多

春季的各种野菜长势蓬勃，不但具有多种养生功效，且吃法多样，可清炒，可煮汤，可做馅，营养丰富，甚至还具有抗癌作用。

蒲公英，主要成分为蒲公英素、蒲公英甾醇、蒲公英苦素、果胶、菊糖、胆碱等，春季食用可防治肺癌、胃癌、食管癌及多种肿瘤；莼菜，主要成分为氨基酸、岩藻糖、阿拉伯糖、果糖等，莼菜叶背分泌物对某些转移性肿瘤有抑制作用，可防治胃癌、前列腺癌等多种肿瘤；鱼腥草，主要成分为鱼腥草素，对癌细胞有丝分裂最高抑制率为45.7%，可防治胃癌、肺癌等。

去湿排毒好食材

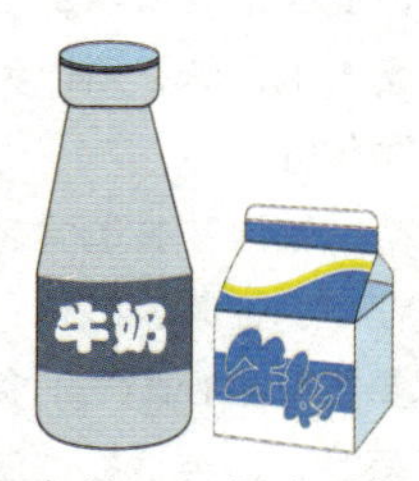

春天天气潮湿，身体易积聚水分，导致皮肤松弛；而且冬天吃了不少丰脂食物，易在体内积存。古语有云："千金难买春来泄"，所以春季去湿排毒对养生来说很关键。

早上起来喝一杯鲜奶，吃一个苹果，既温和有益，又能达到排毒效果。平时饮用海带绿豆汤，毒素自然随着大小便排出。不要以为春天潮湿就不需补充水分，身体如果缺水，毒素就会聚积体内，危害健康。在工作的间隙，喝杯水休息一下，提提神，接下去也能做得更有精神。

初春宜食葱

葱含有多种营养物质，直接食用或用做调料，不但可增加营养，还可增进食欲。

葱能发汗解表，促进消化液分泌，健胃增食。此外葱还具有较强的杀菌作用，尤其对痢疾杆菌和真菌的抑制作用非常明显，还有软化血管、降低血脂的作用，经常食葱的人，胆固醇上升很少。

初春的葱营养最丰富，非常嫩香可口。这个季节气候无常，感冒发生率高，且肠胃病如胃病、慢性腹泻及关节痛等也容易发生，此时适当多吃些葱，能缓解病情，用葱烹调荤食，还能预防春季呼吸道感染。

蜂蜜的养生功效

《本草纲目》认为，蜂蜜“心腹邪气，诸惊痫痉，安五脏诸不足，益气补中，止痛解毒，除众病，和百药。久服，强志轻身，不饥不老，延年益寿。”蜂蜜不但具有润肠通便，润肺止咳，益气补中，解毒化瘀的作用，还具有养颜、解酒的独特功效。

不同花种的蜂蜜功能也不同，洋槐蜜重在养心补肾、护肤美容；党参蜜偏向补血健肾；枣花蜜养胃补虚、平衡阴阳；金银花蜜则能清热解毒；柑橘蜜则醒酒利尿；桂花蜜俗称蜜中之王，具有多种调节人体内部环境的功效。

多饮花茶益健康

中医认为，春饮花茶好。因为花茶能散发冬天积于人体内的寒邪，且浓郁的香茶又能促进人体阳气升发。春天人易犯困，此时若沏上一杯浓郁芬芳、清香爽口的花茶，不仅能提神醒脑，清除睡意，还有助于散发体内的寒邪，促进人体阳气的生长。

饮花茶不仅是一种乐趣，还能祛病保健，如常见的菊花茶，常饮可抑制多种病菌，增强微血管弹性，减慢心率，降低血压和胆固醇，同时还能疏风清热，平肝明目，利咽止痛；再如茉莉花茶，则有清热解暑、健脾安神、止咳化湿、和胃止痛等养生功效，有慢性支气管炎的人宜多饮用。

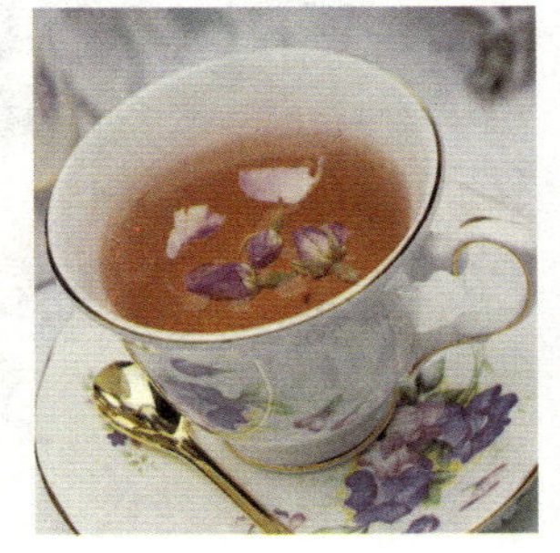

缓解“春困”有妙法

❶我们可以通过闻香水、花露水、清凉油、风油精等刺激神经，减轻困意。

❷可利用视觉刺激，减除春困。平时保持生活、工作环境的清洁、明亮、幽静，并适当布置一些富有生气的装饰，如花鸟虫鱼等；也可利用节假日到郊外踏青，观赏自然景色，通过大自然的勃勃生机对视觉的刺激，减除春困。

❸每天清晨坚持体育锻炼。

❹平衡饮食，荤素搭配，用食物刺激人体神经，增加食欲，以满足春季因人体新陈代谢旺盛而能量增加的需求，同时适量喝些清香春茶，减轻春困。

春季防上火

春天气候干燥，人体内的水分易通过出汗、呼吸而大量丢失，再加上天气变化无常，人体新陈代谢难以保持平衡和稳定，容易引发上火，表现为咽喉干燥疼痛、眼睛红赤干涩、鼻腔热烘火辣、嘴唇干裂、食欲不振、大便干燥、小便发黄等。

要防止春天“上火”，首先生活要有规律，注意劳逸结合，适当休息；多吃蔬菜、水果，忌吃辛辣食物；多饮水或清热饮料，促进体内“致热物质”从尿、汗中排泄出来，达到清火排毒的功效；必要时可在医生指导下服用牛黄上清丸、三黄片等清火药物，对春季防上火很有帮助。

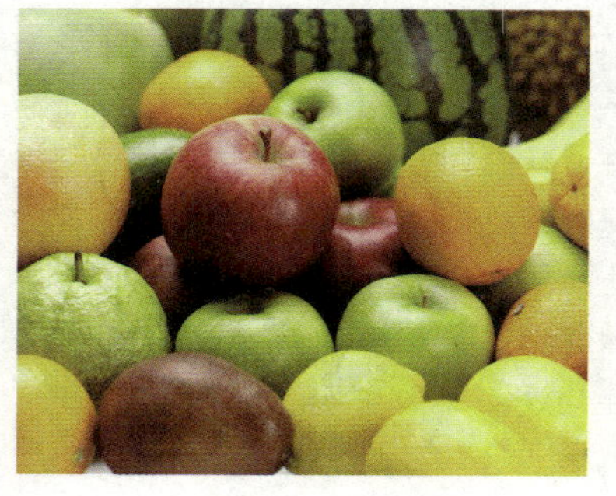

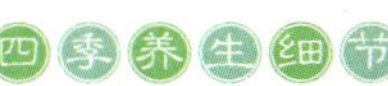

春季忌食原则

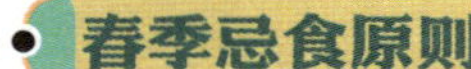

◆**早春时节少寒凉** 应适当少吃黄瓜、冬瓜、茄子、绿豆芽等寒性食品，以免损及人体阳气。

◆**仲春时节少酸腻** 唐代著名医家孙思邈在《千金方》中说："春七十二日，省酸增甘，以养脾气。"意思是说：春季肝旺之时，要少食酸性食物，否则会使肝火过旺，伤及脾胃。

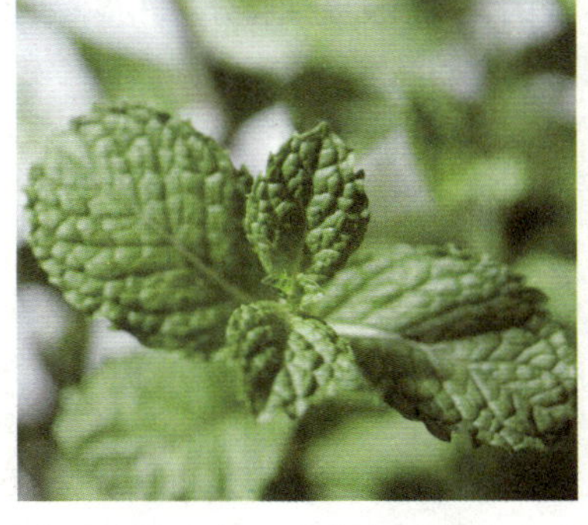

◆**晚春时节少辛辣** 一些温热的食物，如狗肉、牛肉、羊肉、公鸡、虾、鲤鱼、煎炸食品等，不宜食用。麻辣火锅以及辣椒、花椒、胡椒等大辛大热之品也不宜食用，以防邪热化火变发疮痈疖肿等疾病。

春夏之交养生之道

春夏之交，气温升高，白昼延长，养生需注意以下几点：

❶衣着方面。要注意及时减衣，切忌晨起外出时的着装到中午较热时仍捂在身上，弄得满身大汗，这样反而容易着凉。

❷饮食方面。宜逐渐转为清淡之品，多食蛋白质含量较高的鱼类、瘦肉、豆制品、乳制品等以及绿叶蔬菜，也可酌情吃些苦瓜、苦菜、马兰头、菊花叶等带有苦味的蔬菜，既能清热，又富有营养。

❸重视午间的小憩。减少机体消耗，缓解大脑皮质的疲劳。

❹体育锻炼要避开正午太阳的直射，减少运动量和出汗量，防止过劳。

❺外出时应涂用夏季防晒用品，戴好眼镜及遮阳帽，做好对紫外线的防护工作。

春季如何使用护肤品

春季空气的潮湿度和气温高低变化都较大，选用护肤品也应因时而异。

在气温低、风大的天气，宜选用油脂类护肤品；气温高、较干燥的天气，皮肤油脂分泌旺盛，此时应选用含水质较多的乳液，此类化妆品涂抹后有爽滑感，透气性好，能使人感觉更舒适。

青年人内分泌旺盛，易生痤疮，春天尤甚，所以宜选用清洁力强的洗面奶。

春季房事调摄

古代养生学认为，男女房事，实乃交换阴阳之气，固本还元，只要行之有度，就能对双方都有好处。

在春风吹拂、阳光和煦之期，因性兴奋的潜在萌发，有时会有“即兴做爱”的要求。如当妻子正在梳妆打扮或沐浴时，丈夫会突然要求做爱，妻子可能会热忱接受，使情感更加融洽。即兴做爱不能单纯依靠性欲，要立足于感情基础上，不能只以自己的心情而推诿，而要尽量考虑双方的需要。

春季气候对房事的影响

从中医上来说，春季应于肝木，肝气旺于春季。肝气疏泄，具有舒畅、调达、宣散、流通等功能，所以春天人们一改冬天倦藏之性，爱外出踏青春游。

对房事来说，也呈春情萌动之态，所谓“春心荡漾”，性兴奋的激情，使春季的房事明显多于寒冬。此时性生活既要迎合春季的特点，使身心调畅，意气风发，切忌恼怒抑制，有悖春季疏发之性，但又不能任其春情滋生，心猿意马，有过之而无不及，当用理智加以克服，以保持身心的健康。

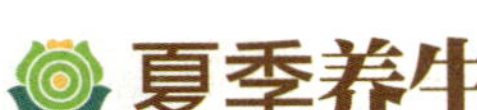

夏季养生

夏季的养生之道

夏季是燥热的季节，故养生应以“热者凉之，燥者清之”为原则。

首先，头脑宜清静。盛夏烈日炎炎，人会感到困倦、烦闷不安，因此使头脑清静、神平气和是养生的首要所在。据古医经《养生篇》中记载，夏日宜“静养勿躁”，节嗜欲、定心气，可居高明，可远眺望，可入山林，可坐台榭空敞之处，以避炎夏。

其次，饮食宜清淡。新鲜的蔬菜瓜果，如番茄、黄瓜、苦瓜、冬瓜、丝瓜、西瓜等，既能保证营养，又能预防中暑；菊花清茶、酸梅汤和绿豆汁、莲子粥、荷叶粥亦可清热解暑，生津开胃。

夏季饮食原则

夏季气候炎热，人体气血趋向体表。正如《黄帝内经·素问·四时刺逆从论》所说：“夏者，经满气溢，入孙络受血，皮肤充实。”形成了阳气在外，阴气内伏的生理状态，使消化功能减弱，食欲降低，因此食物调养应着眼于清热消暑，健脾益气，宜选清淡爽口、少油腻、易消化的食物，还可适当选些有酸味的、辛香的食物，以增强食欲。

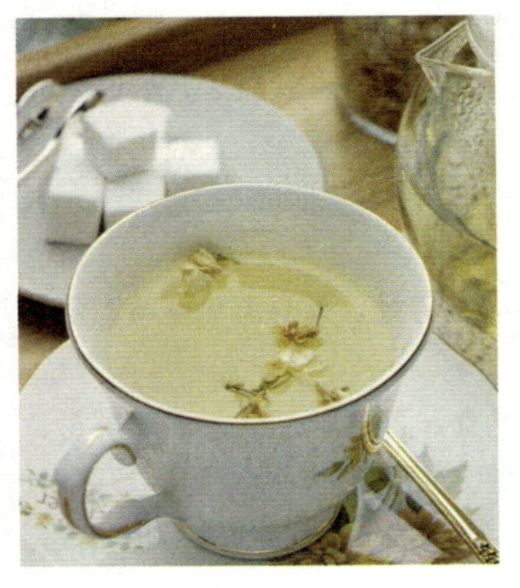

夏季饮食要多辛温，少苦寒，节冷饮。《备急千金要方》中说：夏日宜“省苦增辛，以养肺气”。还可选择具有清淡滋阴功效的食品，如鸭肉、鲫鱼、虾、瘦肉、食用蕈类（香菇、平菇等）、薏米等。

夏季如何食补

《黄帝内经·素问》中关于重视按季节调节饮食的记载："阴阳四时者，万物之终始也，死生之本也，逆之者灾害生，从之者灾害不起，是谓得道。"所以，中医向来有四季五补之分。因此，对于夏季来说，初夏气温上升，暑热较盛，适当吃荷叶、黄瓜、芦根、绿豆等食物，能清热生津；仲夏酷热，但与秋季相交，阳热下降，水汽上升，湿邪易困脾胃，所以宜食"健脾利湿"的食品，如枸杞子、鸭子、鲫鱼、山药等，均有此功效。

夏天宜吃"苦"

由于人们日常饮食中嗜肥、甘、辛、辣而恶苦味，导致人体阳盛阴衰、阴阳失衡而致病，且夏季尤为突出。因此，夏季应适量多吃苦味食品。

◆**苦笋** 苦笋味苦，性凉，具有祛暑解毒、健胃消积等功能。

◆**蒲公英** 蒲公英具有清热解毒、止泻利胆、健胃降压之功效。取嫩叶凉拌、烹调均可食用，多吃不伤人，是夏季一味较好的药膳菜肴。

◆**茶叶** 茶叶是夏季清香爽口的饮料，也是健身防病的良药。

◆**苦瓜** 苦瓜味苦、性寒、无毒，具有除邪热，解疲乏，清心明目，益气壮阳之功。

多吃绿豆可解暑

中医认为，绿豆味甘性寒、入心、胃经，具有清热解毒、消暑利尿的功效。

《本草纲目》中记载：用绿豆煮食，可消肿下气、清热解毒、消暑解渴、调和五脏、安精神、补元气、滋润皮肤；绿豆粉可解诸毒、治疮肿、疗烫伤；绿豆皮能解热毒、退目翳；绿豆芽可解酒、解毒。

夏季用绿豆衣适量和鲜荷叶煮水饮用，可解暑祛燥，并可祛痱子；将绿豆配甘草煮汁饮服，可解肿疮毒和药物中毒及酒精中毒。用绿豆、红小豆、黑豆各 15 克，水 800 毫升，用小火煮，加红糖少许，名为“三豆汤”，常饮可消热解毒。

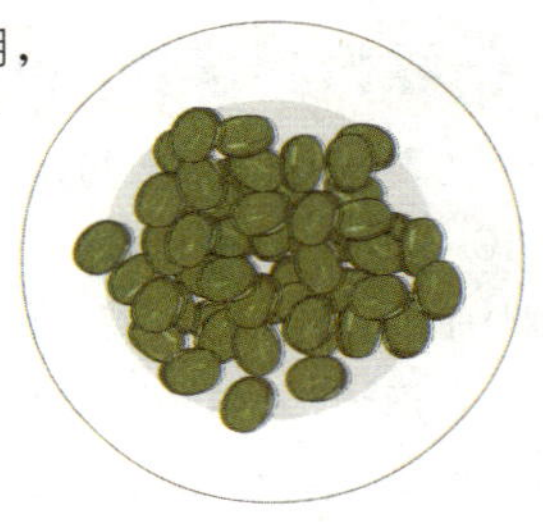

积极补水最关键

夏季人体最易失水，故应积极补水。

一般来说，一天中有四五个最佳饮水时间——清晨起床后、上午 10 点左右、下午 4 点左右、睡前 1 小时，夜间也应适当饮水。在这些时刻，即使不感到口渴也要喝。

中医认为，人体血液黏稠度在清晨最高，这是由于经过一夜的蒸发失水而致；在一年中，夏季血液黏稠度最高，尤其是老人为甚。因为夏季出汗多，血液流动缓慢，导致机体组织获得氧气和营养减少。血黏度增高到一定程度后，就会出现血凝块，造成血管栓塞，引发缺血性心脑血管疾病。因此，夏季定时、主动饮水很重要。

夏天也宜喝牛奶

牛奶营养丰富，是滋补佳品。但有人认为，冬饮牛奶，吸收好、功效大，而夏季气候炎热，人体出汗多，饮牛奶易“上火”。其实这种说法是没有科学道理的。

中医认为，牛奶味甘，性微寒，为牛之血液所化，具有润肺胃、生津、通便、补虚、解毒等功效。因此，夏饮牛奶不但不会“上火”，还能解热毒。而且牛奶中含有 70% 左右的水分，蛋白质和脂肪也极易被人体消化吸收。夏季喝牛奶不仅能补充机体损失的水分，还能增加营养成分，对保持身体健康极为有益。

夏日最佳作息时间

夏季昼长夜短，应以“迟睡早起”为宜。应在晚上10：00～11：00就寝，早上5：30～6：30起床，午饭后半小时午睡。此外，三餐及锻炼、用脑、休闲的时间均应明确。

这种“定时”在夏季尤为重要。如炎热的天气影响人们的睡眠，但一旦养成了定时就寝的习惯，就比较容易排除气候对睡眠的干扰很快入睡，早晨也易自然醒来，且醒后有舒适惬意感。这样，即使在炎夏，人体生物钟也可准点运行，对人体健康有很大的益处。

怎样午睡才养生

夏季长昼酷暑，人们常因夜间睡眠不足而影响正常的工作和生活。因此，午睡就显得十分重要。

午睡是个养生的好习惯，虽然时间短，却能起到“四两拨千斤”的效果，可在短时间内提升人们的“精、气、神”。

夏季午睡要注意以下三点：

❶午睡不要在饭后马上进行，应于饭后20～30分钟午睡为宜。

❷午睡要在床上睡，不要伏案或靠沙发、椅子而睡，这样会造成人体吸氧不足，头部血流量减少而出现“脑贫血”。

❸不要在喧哗的场合午睡，以免影响睡眠质量；也不要在屋檐下、过道里或树荫下午睡，因入睡后体温下降、肌肉松弛、毛细血管扩张、汗孔张大，易患感冒或其他疾病。

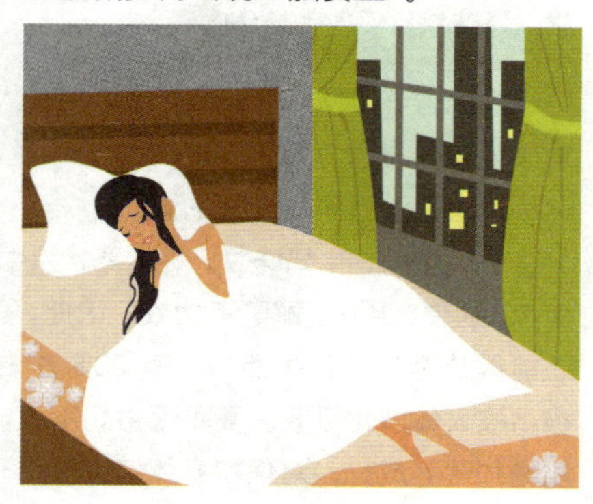

夏季的健康睡眠

夏季人体心火旺，肺气衰，因此人应晚睡早起，顺应自然，保养阳气。

《黄帝内经·素问·四气调神大论》中说："夜卧早起，无厌于日。"夏季晚些入睡，可顺应自然阴气的不足；早些起床，可顺应阳气的充盛。夏天太阳升得早，清晨空气清新，早起到室外活动，对增强体质颇有益处。且夏天晚上睡眠时间较短，所以要适当午睡，帮助身体恢复。每天睡前不要带有任何忧虑，能获得一个良好的睡眠；不要吸烟，因为尼古丁会妨碍正常睡眠；不要喝酒，因为喝酒会破坏人体的血液循环，使人难眠。

凉水洗脚危害大

炎热的夏天，许多人喜欢用凉水洗脚，认为可降温消暑，感觉也非常舒服。岂不知，在夏天经常用凉水洗脚对健康是有害的。

医学专家研究证明，人的脚部是血管分支的最远端部位，而脚部脂肪较薄，保温性差，所以脚底皮肤温度是全身温度最低的部位。如果夏天经常用凉水洗脚，脚部将进一步受凉遇寒，然后通过血管传导而引起全身的一系列复杂病理反应，导致疾病发生。

因此，即使在炎热的夏天，洗脚也应用温水，而不用凉水。

冷水澡的利与弊

医学研究证明，夏天进行冷水浴对健康也有弊端。

洗冷水浴时，温度感受器会将"冷"的信息传递给体温调节中枢，使温度中枢产生冷感觉，通过一系列的神经反射调节，使皮肤毛细血管收缩，毛孔关闭，汗腺分泌减少。虽然冷水冲淋会带走体表的热量，然而体内的热量却无法向外散发。所以刚刚洗完时觉得很凉爽，但不久反而会觉得更热。

夏季的最佳锻炼时间

夏季，上午 11 点到下午 4 点这一温度较高的时间段内从事体育锻炼可导致中暑和日晒病。

一般气温条件下的体育锻炼，尽管人体会不断产生热量，但在体温调节中枢的调节下，热量会通过辐射、对流、传导和汗液蒸发等途径散发掉，从而维持体温的相对稳定。但是在气温高、湿度大的条件下运动时，人体的散热过程发生困难，体热大量积累，体温急剧升高，从而导致中暑。此外，如果长时间在阳光下暴晒，脑和脑膜也容易发生损伤，引起与中暑相类似的日射病。因此，夏天锻炼应选在早晨、上午、傍晚等气温较凉爽的时候。

预防中暑须注意

夏季酷热多雨，脾胃功能虚弱，所以湿热邪气常乘虚而入，容易引起中暑。

中暑多因在暑天烈日暴晒下劳作或高温环境中引起，常见症状有头昏、胸闷、心悸、四肢乏力、口渴、恶心等，若不能及时处理，还会出现身热、呕吐、烦躁、大汗或无汗、突然昏倒、面色苍白、四肢抽搐或昏迷不醒等症状。

要预防中暑：首先要科学安排工作和学习时间，做到劳逸结合，不要长时间在烈日下过度暴晒；其次注意膳食调理，尽量吃得清淡一些，多吃些番茄、青菜、莴苣等富含维生素的蔬菜及富含优质蛋白质的瘦肉、鱼类、豆制品等，少食或不食辛辣荤腻之品；此外还要保证充分的休息和睡眠，每天中午最好有 1 ~ 2 小时的午睡。

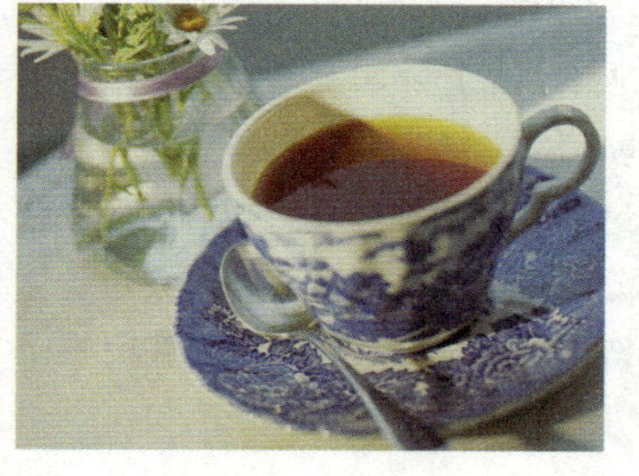

如何处理食物中毒

夏季气温高、湿度大，细菌易繁殖，污染食物；且高温季节挥汗如雨，人的饮水量大增，也使有杀菌作用的胃酸被稀释，一旦腐败的食物进入胃内，细菌很难被杀灭，从而引起食物中毒。

如夏季出现食物中毒，可以用以下措施处理：

◆**催吐** 如果食物吃下去的时间在2小时以内，可用催吐的方法；如果吃下的是变质的荤食，可服用十滴水促使呕吐。

◆**导泻** 如果吃下去的中毒食物时间已超过2～4小时，且精神较好，可适当用些泻药，促使毒物尽快排出体外。

夏季房事调摄

夏季光照有益人体健康，敏感性增高，反应速度加快，新陈代谢增强，因此人体兴奋性加强，故夏季房事会随阳盛而有所增多。然而，夏季也是暑邪当令之际，夏暑耗气伤津，而房事是一项剧烈活动，所以应有所节制，注意自己的身体条件，要衡量是否能承受性交活动对机体带来的负荷。

另外，夏季性交后有汗大泄的情况，这是一种疾病的信息，不要认为是自然现象而予以忽视。尤其是性交汗出后感到口渴、身黏，不要忙着去喝冷水或冲冷水澡，否则可能会为致病菌入侵创造有利条件。同样，夏季洗澡后也要稍事休息后再行房，不宜浴后匆忙行房。

秋季养生

秋季养阴是关键

中医认为，秋季阳气逐渐收敛，阴气慢慢滋长，而肺气和燥气过度交换循环会造成体内津液大量耗伤，此时人体如能及时顺应秋冬收藏规律而养阴，可使体内保证气血运行的阳气有所收敛而不致外散，积累生命活动所必需的精气和营养。所以秋季进补，养阴为上。

秋季养阴可选用茭白、南瓜、芡实、莲子、桂圆、花生、板栗、藕、百合、山药、白扁豆、黑芝麻、红枣、核桃、梨、荸荠、胡萝卜、番茄、荠菜、平菇、黄鳝、海蜇、海带、兔肉等食物，既营养滋补，又易消化吸收。

秋季防“秋燥”

秋季是一年中最干燥的季节，人常常会感到口唇干燥或裂口，鼻咽干燥疼痛，大便干结。此外，支气管扩张、肺结核等疾病也易复发或加重。因此，防“秋燥”是最关键的一环。

要预防秋燥，首先就要多补充水分，多喝开水、淡茶、果汁饮料、豆浆、牛奶等养阴润燥，弥补损失的津液；其次，多吃新鲜水果和蔬菜，如梨、橙子、柚子、黄瓜、白萝卜、藕、银耳等，可起到生津润燥的功效；另外，要多吃蜂蜜、百合、莲子等清补之品。

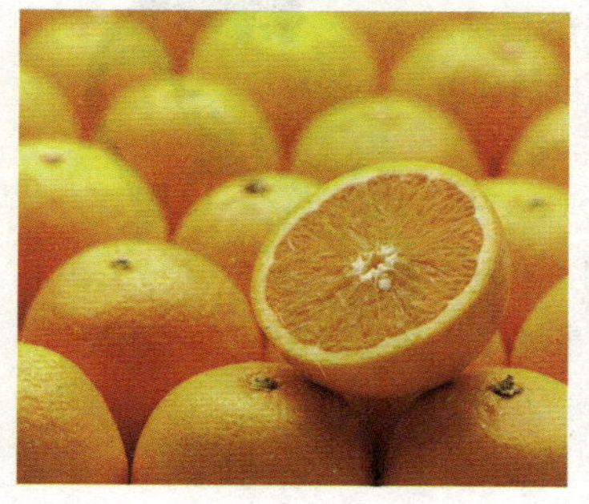

此外，秋季还要多运动。秋季气候已逐渐转凉，经常运动可促进血液循环，津液自然充盈，对预防“秋燥”有益处。

“少辛增酸”保健康

“少辛增酸”是中医关于秋季饮食养生的一个重要原则。

秋季气候干燥，空气湿度低，汗液蒸发快，人易出现口舌生疮、鼻腔和皮肤干燥、咽喉肿痛、咳嗽、便秘等“秋燥”现象。这一系列症状从中医角度看就属于金（肺）亢阴（肝）虚所致。而辛辣的食物会消耗人体大量的体液；相反，一些酸味水果和蔬菜中所含的鞣酸、有机酸、纤维素等物质，能起到刺激胃肠道消化液分泌、加速胃肠道蠕动的作用，也就是中医所说的“滋阴润燥”的作用。

合理安排秋季饮食

秋季是收获的季节，各种动物肉肥味美，蔬菜瓜果种类齐全，是个安排饮食的好季节。那么秋季要怎样安排饮食呢？

首先，要注意防止热量过剩。进入秋季后，食物丰富，人往往进食过多，摄入热量过剩，导致发胖，不利于健康。

其次，因秋季气候干燥，少吃刺激性强、辛辣、燥热的食品，如尖辣椒、胡椒等，应当多吃蔬菜、瓜果，如萝卜、西葫芦、茄子、绿叶菜、苹果、香蕉等。

此外，中医提出“秋宜温”的主张，认为秋天应避免只吃性凉和性寒的食物，应当多吃一些温性食物。

秋季食粥益处多

粥也是我们传统的饮食，《粥谱》一书云：“粥能益人，老人尤宜。”实际上，粥不仅是老年体弱、病后和术后身体虚弱及消化吸收功能减退者最适宜的食疗方，还可用于强身健体，益智延年。

中医养生学家提倡在秋季应每天早餐吃粥，尤其是在初秋时节，很多地方仍是湿热交蒸，以致脾胃内虚、抵抗力下降。此时若能吃些温食，尤其是喝些热药粥，对身体很有好处。

羊肉、狗肉须少食

一提到进补，很多人都会想到羊肉、狗肉。但羊肉、狗肉并不适合秋天吃。

中医认为，秋季人受秋燥侵袭，会表现出不同程度的皮肤干燥、便秘、口鼻咽干、干咳少痰等症状，故应多吃润肺生津、养阴润燥的食物。而具有温肾助阳、益气补虚作用的羊肉和狗肉属温性食物，吃后不仅易“上火”，还会化燥伤阴，加重人体津液的匮乏，无异于“火上浇油”。尤其是阴虚火旺体质的人，秋天吃羊肉和狗肉补益，更会加重上火症状，甚至会出现鼻子出血、咽喉疼痛等症状。因此，秋季不宜以羊肉和狗肉进补。

秋季如何饮水更健康

中医认为，秋季是人们调养身心的好时节，这时不仅需防止一些多发病，还要增强自身的抵抗力。专家提醒，季节交替，比起改善饮食营养，水的位置更重要。

秋季应多喝开水、淡茶等，以养阴润燥，弥补身体损失的津液，尤其应定时、主动地多喝白开水，即使不渴也要喝。喝水时，要少量频饮，而不要一口气喝得太多。研究发现，一次大量饮水会损伤肠胃功能，导致消化吸收紊乱。而少量频饮法不但可使人体津液得以补偿，而且对内脏也没有损害。

秋季睡眠的最佳方位

《四时调摄论》中说：“秋七月……生气在午，坐卧宜向正南…仲秋之月……生气在未，坐卧宜向西南方，吉……季秋之月，生气在申，坐卧宜向西南。”也就是说，秋季坐卧宜朝西南方，而秋季头向西也是应秋气旺于西方之理。因此，秋季睡向应向西南而卧，以顺应自然，协调阴阳。

中医认为，睡眠侧身屈膝而卧，可使精气不散。孙思邈曾说："夜卧常习闭口。"目的也在于使精气内存，不散。因此，秋季睡眠不仅讲究睡向，也应讲究睡姿，且不宜张口呼吸，以助秋季养收之道。

秋季睡觉不宜贪凉

入秋之后，人体为适应气候变化，功能也会发生相应的变化，从而使体温和其他生理功能保持正常运行。秋季天气凉爽，人体毛孔张开不再排汗，使湿气内留，人们为了贪图凉快，晚上开着门窗睡觉或久居阴凉潮湿之处，都是导致寒湿的原因。诱发全身酸重、肌肤麻木、脘腹痞满、便溏下痢、四肢无力、周身关节疼痛等症状，尤其在夏秋之交，湿热氤氲，再夜受寒邪，更易受病。

所以，入秋天气转凉时切莫贪凉。入睡前一定要关窗闭户，以防止寒湿之邪入侵，保持身体健康。

秋季适合的健身运动

俗语说，"药补不如食补，食补不如锻炼"。宜人的秋季，也是健身养生的好季节，适宜秋天的健身运动有：

◆**爬山** 能使肺活量增加，血液循环增强，脑血流量增加，小便酸度上升。对哮喘、高血糖、贫血等疾病能起到辅助治疗作用。

◆**慢跑** 能增强血液循环，改善心功能，改善脑的血液供应和脑细胞的供氧，减轻脑动脉硬化，使大脑能正常地工作。

◆**太极拳** 通过肺、肾的协同，可增强和改善肺的通气功能，补肾益元气，能收到"秋养收气""秋养阴"的养生目的。

秋季健身的注意事项

秋季健身不仅可调心养肺，提高内脏器官的功能，还能增强各组织器官的免疫功能和身体对外界寒冷刺激的抵御能力。然而，秋季早晚温差大，气候干燥，要想收到良好的健身养生效果，也要适当注意一些问题：

◆**防止运动拉伤** 在锻炼前要做好准备活动，防止关节韧带拉伤、肌肉拉伤等。

◆**防止受凉** 锻炼时，应待身体发热后才可脱下过多的衣服；锻炼后切忌穿着汗湿的衣服在冷风中逗留，以防身体着凉。

◆**不宜运动过度** 运动宜选择轻松平缓、活动量不大的项目。

秋季护肤要点

秋季温差大，忽冷忽热的天气会使皮肤抵抗力下降，易遭细菌感染。因此，秋季护肤要注意以下三点：

❶要着重洁肤，选用杀菌力强、清洁效果好、弱酸性的防晒洗面奶。

❷白天应使用夏季清爽防晒的保养品，如各种防晒霜、润肤蜜等；晚上应选用滋润保湿的护肤品，如晚霜、营养霜等。

❸干性皮肤者最好能经常进行按摩，以促进血液循环，使皮肤不易流失水分。睡前可多擦一道保湿霜；油性皮肤者则应在皮肤干燥时擦上少量面霜即可。

谨防呼吸道疾病

季节交替，尤其是秋末入冬是呼吸道疾病的高发期。

秋季预防呼吸道疾病要注意以下几点：

要重视身体锻炼，适当进行户外活动，可进行慢跑、散步、登山等，防病于未然。

老年人秋季可用凉水洗脸，循序渐进地增加抗寒能力，减少支气管炎、慢性气管炎、风湿病等慢性病的发病率。

在起居方面也要有所注意。夜晚入睡时，一定要盖好被子抵御夜凉侵袭。

在感冒流行季节，房间的空气要流通，或服一些抗病毒的药物，预防呼吸道疾病的发生。

秋季防“上火”

按中医五行学说，秋属肺金，因此这个季节，“燥”是主要现象。那么，如何预防秋季上火呢？

❶生活要有规律，注意劳逸结合，不能太疲劳，精神上不要过度紧张。

❷饮食以防燥护阴、滋肾润肺为主。应多喝凉开水、淡茶、豆浆、牛奶、蜂蜜、米汤、藕粉羹、橘子汁、蔗汁、荸荠汁、萝卜汁，多吃润肺生津的食物。忌生冷，尽量少吃葱、蒜等刺激性食物。

❸不要让情绪过激，否则也会产生心火，灼烧津液，使自己口舌干燥。

秋季房事调摄

《黄帝内经》中指出：“春夏养阳，秋冬养阴。”故秋季房事要顺应自然主收主敛的规律，做到有所节制，避免房劳伤肾，劫伤肾中闭藏的阴精。

秋季房事时，男子可能会发生偶尔的“阳痿”，这和节令气候有一定关系，是暂时的性兴奋不足，阴茎海绵体充血不足所造成的。只要精神专一，精力集中，完全可消除气候影响而顺利行房。

对女性来说，行房前可适当延长性前嬉的时间，充分调动激发女性的性欲，也可使用一些润滑剂，减轻阴道干涩对行房的情绪和欢悦带来的不利影响。

冬季养生

冬季养生保健的基本要求

冬季万物收藏，而寒为阴邪，易伤人之肾阳。因此，冬季养生重在养藏固精，补肾敛阴。

《黄帝内经·素问·四气调神大论》中说："冬三月，此谓闭藏。水冰地坼，无扰乎阳，早卧晚起，必待日光。使志若伏若匿，若有私意，若已有得，去寒就温，无泄皮肤，使气亟夺，此冬气之应，养藏之道也。"

意思是说，冬季的三个月是万物闭藏、天寒地冻的寒冷季节，应早睡晚起，也不要轻易扰动阳气，使精神守伏藏而不外露，严守而不外泄，要躲避寒冷，求取温暖，不要使皮肤开泄而令阳气不断损失。

调解冬季抑郁

冬季的寒冷气候会使人体内部的新陈代谢和生理功能处于暂时的抑制状态，由此造成垂体、肾上腺皮质等的内分泌功能紊乱，因此冬季是最易引发抑郁症的季节。

预防抑郁症的发生：

❶先要加强体育锻炼，适当进行跑步、快走、打拳等运动，以此加快人体内的新陈代谢。一旦肾上腺素分泌增多，人的情绪也会随之变得好起来。

❷要平衡身体营养，多吃些能改善情绪的食物，加强体内的氧化过程，以此产生更多热量来抵御寒冷。

❸要适当增加光照时间，来抑制夜晚松果体褪黑素分泌对人的情绪的影响。

冬天取暖注意事项

严冬一到，取暖就成为人们生活不可或缺的一部分，尤其是老年人，取暖更是养生不可缺少的一环。一些怕冷的人睡觉时爱用热水袋紧贴身体放置，或将电热毯加热到最热以驱寒，这样并不可取，可能会引起皮肤红斑或烫伤。通常情况下，当室温达到人体适宜温度即 18 ～ 25℃时，就不必用其他方式取暖了。

适当晒太阳有利于人体对钙质的吸收，但日晒过长可能会损伤皮肤，破坏人体的自然屏障，使大气中有害的化学物质、微生物更易侵袭人体，造成感染。

衣服并非越厚越好

进入深冬，有人为了防寒，往往将自己裹得严严实实的，自感穿得越多越暖和。其实，这种想法很片面。

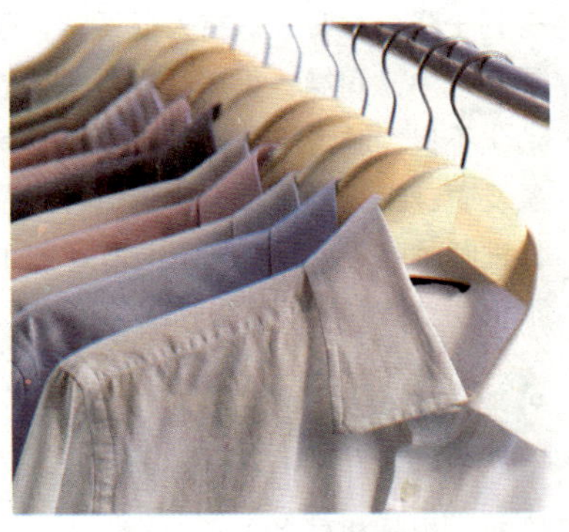

这是因为，衣服本身并不能产生热量，它只能单纯地起到隔离作用，使衣服与身体、衣服与衣服之间形成一个良好的小气候区，缓冲外面的冷空气和体表热空气之间形成的对流，从而维持人体的热量，感觉温暖。而当厚重的衣服被穿在身上后，空气层厚度也随着增加，保暖性随之得到加强。但当空气层厚度超过 1.5 厘米时，衣服内的空气对流明显加大，保暖性就会下降。

冬季养肾要诀

《黄帝内经·素问·六节脏象论》说："肾者主蛰，封藏之本，精之处也。"肾是先天之本，生命之源，有藏精主水、主骨生髓之功能，所以肾气充盈，则精力充沛，筋骨强健，步履轻快，神思敏捷，肾气亏损则阳气虚弱，腰膝酸软，易感风寒，诱发疾病等。所以，冬季保养肾脏非常重要。

肾虚有阴虚、阳虚之分。肾阴虚者，可选用海参、枸杞子、甲鱼、银耳等进行滋补；肾阳虚者，应选择羊肉、鹿茸、补骨脂、肉苁蓉、肉桂、益智仁等补之。

早喝盐水晚喝蜜

据《本草纲目拾遗》记载，盐能"调和脏腑、消宿物、令人壮健"。盐能帮助人清热、凉血、解毒，因此，清早起床后空腹喝一杯淡盐水，有利于降火益肾、保持大便通畅，改善肠胃的消化吸收能力。蜂蜜具有补中、润燥、止痛、解毒的功效，通常被用来治疗脾胃虚弱、消化不良、肺燥干咳、肠燥便秘等病。蜂蜜中所含的葡萄糖、维生素及磷、钙等物质，能够调节神经系统功能紊乱，从而增加食欲，促进睡眠。因此，每天睡前取蜂蜜 10 ~ 20 毫升，用温开水调服，不仅能健脾和胃、补益气血，还能使人镇静、安神，去除烦躁、恶心。

冬季如何食补

冬令食补，应先请中医进行诊断，根据机体的阴阳盛衰、虚实寒热，对症下食。

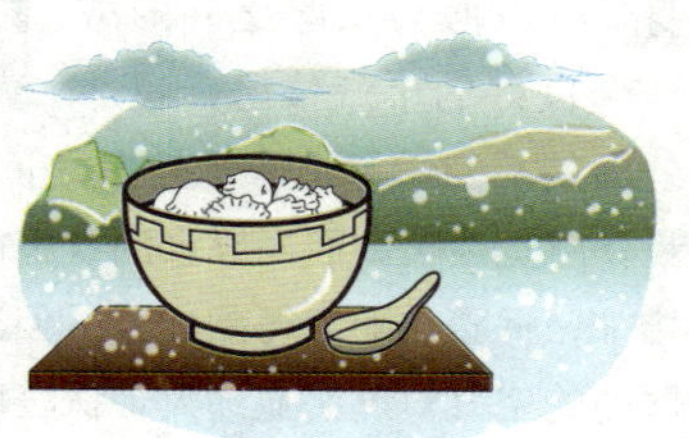

偏于阳虚的人，应服食羊肉、鸡肉等温热食物为宜。偏阴虚的人，应服食鸭肉、鹅肉为好。鸭

肉性甘寒，有益阴养胃、补肾消肿、化痰止咳的功效。鹅肉味甘性平，鲜嫩松软，清香不腻。此外，鳖、龟也是滋阴佳品，可适量食用。

肉类属于酸性食物，冬令只吃肉类不算进补，不利于养生。所以，还要配合各种粥及瓜果蔬菜食用，要常吃胡萝卜、白萝卜、大白菜、油菜、菠菜、鲜藕、绿豆芽、食用菌等。

冬季最适宜的食物

冬季常吃温性食物会导致肺火旺盛，出现口干、舌燥等症状。怎样才能压住这一股子“燥气”呢？中医认为，最好选择一些“甘寒”食品，也就是食用一些属性偏凉的食物来制约。

在冬天，可选择的“甘寒”食物比较多。例如在进补的热性食物中添加少许甘草、茯苓等凉性药材来减少热性，避免进补后体质过于燥热。平时可以选用的凉性食物，如龟、鳖、兔肉、鸭肉、鹅肉、鸡肉、鸡蛋、海带、海参、蜂蜜、芝麻、银耳、莲子、百合、白萝卜、大白菜、芹菜、菠菜、冬笋、香蕉、生梨、苹果等。

吃什么才能不怕冷

中医从阳气不足的角度来解释人怕冷的现象，人体是阴血和阳气平衡的整体，在阴阳平衡的情况下是健康的，可是如果失衡，人就会产生不良反应。怕冷其实是阳虚生内寒的结果，其表现就是御寒能力差，即使穿得很多也仍然手脚冰凉。

体寒者在饮食上应多吃瘦肉、鱼、豆类、香菇、黑木耳等富含铁和碘的食物。还要多吃些富含维生素 C 的蔬菜和水果，以促进铁的吸收。多摄入含碘丰富的海带、鱼虾、牡蛎等能促进体内甲状腺素的合成。

冬练“三九”好处多

俗话说：“冬天动一动，少生一场病；冬天懒一懒，多喝药一碗。”古今养生家都重视冬练“三九”，凡是有阳光的时候最好多做户外运动。

人们可选择步行、慢跑、拳剑、健身操、滑雪以及各种球类运动。另外，不宜太早晨练，应以太阳初升为宜，以身体微热不出大汗为度。选择室外活动宜避大风大雾，同时锻炼中须预防感冒、冻伤或宿疾的复发等。

另外，适当的紫外线照射可促使皮肤上的初级维生素 D 转变成活性维生素 D，而其却对血管系统及骨骼组织有着很重要的保护作用。

冬天晨练不宜贪早

很多老年人认为，冬日晨练越早越好，其实这样的做法是不可取的。

《黄帝内经》记载：冬季养生应做到“早卧晚起，必待阳光”。事实上，早晨空气相对浑浊，由于气温偏低，一氧化碳、二氧化碳、硫化物和悬浮颗粒等有害气体和物质都沉降在地面附近一时难以散去。只有当太阳出来时，近地面层受热，空气开始上升，污染物被带到空中散开，空气才会变得清新。因此，冬季过早起来锻炼的做法是不利于健康的。

冬季背宜常暖

中医认为，人体的督脉贯脊行于背部，太阳经四行左右循脊之旁。一旦机体被侵入风寒邪气，太阳经首当其冲，寒气最先从背部侵入人体，导致人体阳气损伤而生病，或加重旧病。此时，人们极易罹患慢性气管炎、支气管炎、哮喘、过敏性鼻炎、风湿病、胃及十二指肠溃疡和肝胆病、心脑血管疾病，还可能影响肌肉关节导致颈肩关节病及腰背疼痛。因此，冬季一定要注意背部的保暖，可穿一件羽绒背心、皮背心等，也可在晒太阳时多晒晒背部，提高背部的温度。

冬季护肤注意事项

冬季护肤，要从补水、保湿、防晒三方面做起。

冬季选用的洗面奶，要选柔和一些、偏酸性的洗面奶。洁肤后一定要用爽肤水倒在化妆棉上，在脸部擦拭。但爽肤水并不能将皮肤的水分持久锁住，只能起到表面、短暂的保湿效果，因此保湿还要靠护肤品中的一些乳液或霜类来完成。

另外，冬季紫外线也很强，所以外出时也最好涂抹上防晒霜，防止紫外线对干燥皮肤的伤害。

洗脸水不宜过热

因为冬天天冷的缘故，有人喜欢用很热的水洗脸。实际上，这是一种错误的做法。

这是因为，过热的水会破坏皮肤的保护膜。冬天，面部的汗腺、毛细血管等在冷空气刺激下都收缩起来，而这些收缩的汗腺、毛细血管遇到热水刺激就会迅速扩张。一旦热量散发后面部恢复到低温时的状态，毛细血管经过这样的扩张和收缩，很容易使人的面部产生皱纹。

因此，冬天洗脸最好用温水，洗完脸后最好在脸上拍些化妆水，再涂上点润肤露，缓解皮肤的干燥状况。

抗寒防病小秘诀

冬天天气寒冷，人们很容易外感风邪，引起感冒、鼻炎等上呼吸道感染疾病。以下介绍几种抗寒防病的有效方法：

◆**多喝白开水** 冬天气候干燥，为保证机体的需要，应该多喝白开水，既能防止体内水分缺失，又能利尿排毒。

◆**常喝枣姜汤** 红枣10颗、生姜5片，煎茶，每晚服用一次，能增强人体抗寒能力，减少感冒及其他疾病。

◆**常卧桑菊枕** 冬桑叶和秋菊具有清目、醒脑、治感冒的作用，用其作枕芯，能使人头脑清新，安然入睡。

蒙头睡觉不利健康

冬季寒冷，有人喜欢蒙头睡觉，认为这样可以暖和些，但是这样的睡眠方法对健康有害无益。

《备急千金要方》中反对“喜欢蒙头而睡”,告诫“冬夜勿捂头，得长寿”。蒙头而睡会影响人正常的呼吸运动，甚至造成窒息，因为被窝内的氧气含量逐渐减少，二氧化碳等增加；同时因为被窝内缺氧，使人头昏目眩，精神不振，易诱发心脑血管病，因此冬季不宜蒙头睡觉。

谨防“寒从脚下起”

脚被称作人体的“第二心脏”。俗话说“寒从脚下起”，是有科学道理的。

人的两脚离心脏较远，血液供应也少，而且脚的脂肪层很薄，因此保暖性很差，很容易受到冷刺激的影响。而且脚与上呼吸道黏膜的神经联系密切，一旦脚底板受凉，就会引起上呼吸道黏膜毛细血管的收缩，纤毛运动减弱，人体抵抗力下降，诱发各种疾病。因此，冬季加强脚部的保暖是养生的重要一环。

赶走“冬日瞌睡虫”

“春困秋乏夏打盹，睡不醒的冬三月”，在冬三月保持充沛精力要做到以下四点：1. 多参加体育锻炼。进行诸如跑步、游泳等运动量大的锻炼，可以让人在运动后神清气爽，精力充沛，但运动后要注意保暖，以免感冒。2. 适当食补。牛肉、羊肉、人参等都可以增加人体内的阳气，但切忌补得太多。3. 保证足够睡眠。成人每天不应少于 8 小时，青少年不少于 10 小时。4. 注意保暖，特别是腿和脚。

冻疮怎么处理

初冬时节，天气突然变冷，此时最易生冻疮，要特别注意保暖，尤其是往年发生过冻疮的部位。第一，坚持体育锻炼，改善周身血液循环，提高抗寒能力及机体的抵抗力。第二，坚持用冷水洗手、洗脸，加速血液循环，提高抗寒能力。

如在寒冷的环境中时间过久，可用温水浸泡受冻较重及局部受压处，或用揉擦按摩的方法加强局部的摩擦及运动，以改善局部的血液循环。

冬季房事调摄

冬季房事调摄应注意“养藏”，保精是冬季房事调摄的首要任务。

冬季阳气已衰，性欲相对减少，所以性冲动而交之机也相应减少，更利于保精而不泄精。此外，冬季行房也要量力而行。古人有“一滴精，十滴血”的说法，所以冬季理当“远房帷，绝嗜欲”，才能保精，使神气坚壮。若强以入房，正如《黄帝内经》所说：“因而强力，肾气乃伤，高骨乃坏。”冬季本是补肾养精之际，今反伤肾耗精，“肾伤则髓空内枯，腰痛不能俯仰”，百病生，尤其有慢性疾病者，可能会导致疾病的复发或加重。

饮食养生细节
膳食均衡，健康一生

食物性味

食物的“五味”

食物的五味包括：酸、甜、苦、辣、咸。

酸生肝，酸味食物有增强消化功能和保护肝脏的作用，不仅可助消化，杀灭胃肠道内的病菌，还能防感冒，降血压，软化血管。如乌梅、石榴、番茄、山楂、橙子等。

甜入脾，可补养气血，补充热量，解除疲劳，调胃解毒。如红糖、蜂蜜、米面食品等。

苦生心，能泄、能燥、能坚阴。泄有通泄、降泄、清泄之意。如苦杏仁、苦瓜、百合等。

辣入肺，有发汗、理气之功效。如姜、辣椒、胡椒等。

咸入肾，能调节人体细胞和血液渗透，保持正常代谢。如盐、海带、紫菜、海蜇等。

酸味食物的养生功效

食物的酸味是由有机酸产生的，《本草备要》中说：“酸温散瘀解毒，下气消食，开胃气，散水气。治心腹血气疼，产后血晕，症结痰癖，黄疸痈肿，口舌生疮，损伤积血，谷鱼肉菜蕈诸虫毒。”也就是说，经常吃酸味食物可增强肝脏功能，并能抑制胃酸，增进食欲，促进食物的消化；还能解毒、抗菌、抗病毒、抗原虫等。

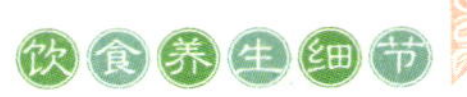

甜味食物的养生功效

食物的甜味主要由食物内的糖类产生，甜食有美口适腹、益气补血之效，并能消除疲劳，解毒生津。但吃甜食过多亦对脾胃无益，且易引起肥胖及诱发心血管疾病。世界卫生组织曾指出："嗜糖比嗜烟更加可怕。长期嗜高糖食物的人，其平均寿命比正常饮食的人缩短 10 ~ 20 年。"

苦味食物的养生功效

苦味主要由食物内的有机碱产生，也是维持人体生命活动所不可缺少的。

苦味食物具有除燥祛湿、清凉解暑、利尿活血、解除劳乏、消炎退热、清心明目、促进食欲等作用。

中医认为，苦味食物均属寒凉，具有清热泻火、燥湿通便等作用，属于清泻类食物，故体质比较虚弱者不宜食用。

一般说来，老人和小孩的脾胃多虚弱，故不适宜过多食用苦味食物。脾胃虚寒、脘腹冷痛、大便溏泄的患者也不宜食用苦寒食物，否则会加重病情。

辣味食物的养生功效

辣味食物可促进胃液、唾液的分泌，增加淀粉酶活性，帮助胃肠蠕动，消除体内气滞，增进食欲，故有开胃、消食、温中气、散寒除湿、开郁祛痰、杀虫解毒的功效；还能消除体内的血滞，使皮肤毛细血管扩张，促进血液循环。但食辣味过多，也会伤肝损目，导致肺气过盛，刺激胃黏膜引起腹痛；且味过辣还易伤筋，致使指甲枯萎。

咸味食物的养生功效

咸味主要由食盐产生，食盐对维持人体健康有着重要意义。是人体新陈代谢不可缺少的重要物质。食盐味咸、性寒，入胃、肾经，具有清热解毒、凉血润燥、滋肾通便、杀虫消炎、催吐止泻的功能。盐能协助人体消化食物，盐的咸味能刺激人的味觉，增加口腔唾液分泌，从而增进食欲和提高食物消化能力。

咸味是“百味之主”，食盐是人类饮食中必不可少的调味品，但实验证明，过量摄入食盐等咸味食物，会引起高血压、心脑血管疾病、肾病和水肿等。

食物的属性

人有不同的体质，食物也有不同的属性和功效。在日常饮食中，应选择适合自己体质的食物，才能做到科学养生。

食物属性分寒凉性、温热性和平性三种。主要是从食物作用于身体所发生的反应中概括出来的，与食物的食用效果一致。寒凉性食物，如西瓜、苦瓜、绿豆、冬瓜、黄瓜、兔肉、鸭肉、小麦等。温热性食物，如葱、姜、蒜、狗肉、鸡肉、羊肉、桂圆、荔枝等。平性食物，如番茄、大豆、鲤鱼、牛奶等。

平性食物的养生功效

1. 黑芝麻补益肝肾，养血润燥。主治头昏眼花、肺燥咳嗽、便秘、缺乳。2. 花生润肺和胃，宁心安神。主治高血压、失眠。3. 葡萄补气血，强筋骨，利小便。主治慢性胃炎、肾虚腰痛，头昏。4. 莲子养心益肾，补脾涩肠。主治体弱多梦、脾虚、白浊、遗精。5. 山药补脾养胃，补肾益肺。主治小儿遗尿、腹泻、呕吐、白带、咳喘、阴虚、糖尿病。6. 蜂蜜润燥解毒，敛疮止痛。主治高血压、心脏病、胃肠溃疡、便秘、干咳。

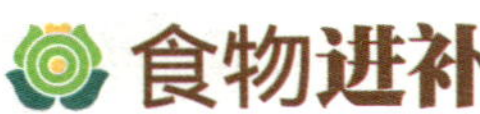

食物进补

药补不如食补

众所周知，中草药具有补气、补血、滋阴、壮阳、安神等多种功效，具有非常显著的保健作用，但“是药三分毒”，长期食用药材必定会导致人体出现一些不良反应。

相反，大部分常见疾病和病态体质都可通过饮食来改善。如有食欲不振、倦怠乏力、气短懒言等症状的气虚体质者，可通过适量食用羊肉、牛肉、猪肉、蛋类、奶制品、花生仁、核桃仁、松子等具有补气效果的食物，有效改善气虚体质。

因此，“药补”并非适合任何人，而“食补”却能更加有效而安全地起到补益的作用。

养生必补髓

《黄帝内经》中说：“骨髓坚固，气血皆从，如是则内外调和，邪不能害，耳目聪明，气血如故。”就是说，若做到人体骨髓坚固，气血顺从，就能达到内外调和，邪气不能侵害，耳聪目明，真气独立如常而不为邪气所动摇。

此外，中医认为，腰为肾之府，肾主髓，肾精亏虚，骨髓不充，故腰痛而腿膝无力。由此可见，精与髓不够充盈，不仅影响人体的骨骼系统，还严重影响人体的先天之本。只有精髓充足，肾才能发挥先天之本的作用。所以，养生必补髓。

补髓增强抵抗力

中医认为，精生髓，若髓不足，就需要有阴精不断化生骨髓。如果能经常补髓，就不需要阴精不断转化生成骨髓了。所以，补髓也就是补精，而精盛，则元气盛。《黄帝内经》中说："正气存内，邪不可干。"指如果真元之气充沛，外来的邪气就无法侵入人体。所以说，髓充，元气盛，人体才有强大的抵抗力。

欲祛病延年，必添精补髓，常用药物有黄精、菟丝子、巴戟天、紫河车、鹿茸、紫石英、阳起石等，常用成方如二精丸、黄精丸、黄精地黄丸、斑龙丸、补髓丹、全鹿丸、二至丸等。

补虚食谱——黑木耳粳米粥

黑木耳 30 克，红枣 20 颗，粳米 100 克，冰糖 150 克。将木耳水发后撕成小块，红枣沸水泡后去核切丁，加糖渍 20 分钟，然后将木耳与粳米共熬成粥，调入枣丁，加上冰糖，再煮 20 分钟即可。佐餐食用。可补益气血，滋阴养胃。适于更年期体虚无力、贫血、白带增多及高血压眼底出血等。

补气食谱——补益鸡

老肥鸡 1 只，人参 10 克，小茴香 15 克，花椒 6 克，酱油、甜酒各 30 毫升。先选老肥鸡 1 只，去毛并去肠杂，洗净备用。将人参切片，花椒研末，与小茴香、甜酒、酱油拌和。将拌好的药料填入鸡肚内，放瓦钵中，隔水蒸至熟烂；或加水在砂锅中煮烂即可。人参为补气良药，有强壮兴奋作用；鸡肉营养丰富，善于补虚。

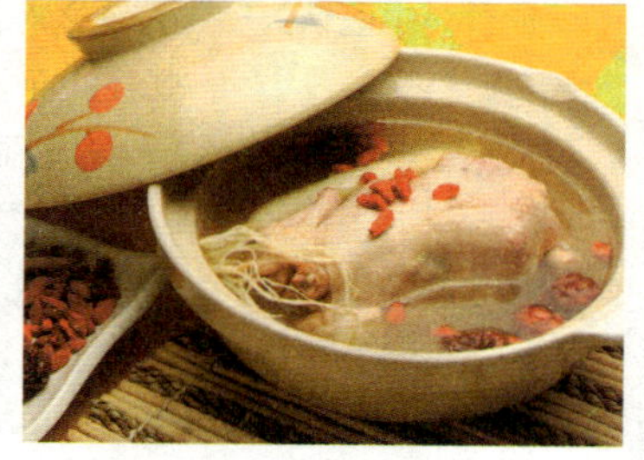

滋阴补益食谱

鸡丁炒核桃

嫩鸡肉 200 克，核桃仁 3 个，桂圆肉 10 克，鸡蛋 1 个，芫荽 50 克，盐、白糖、豆粉（淀粉）、香油、植物油、酱油、葱、姜、胡椒粉各适量。将核桃仁入油炸熟，切成细粒；桂圆肉洗净后切成细粒；鸡肉洗净去皮，切成半厘米见方的肉丁，用盐、白糖、胡椒粉拌腌；葱、姜洗净，切末；鸡蛋加豆粉和水调汁。炒锅内放油烧热，葱、姜末炒一下，下鸡丁翻炒，加入酱油，炒至将熟时，下入核桃、桂圆肉拌炒，倒入鸡蛋汁，最后加入芫荽末、香油拌匀即可。

猪蹄花生汤

将猪蹄 1 对洗净，与花生仁 60 粒同放入砂锅中，放入葱段 5 克、盐 5 克、姜片 5 克、料酒 15 克，先用大火煮沸后，再用小火煨炖至蹄肉烂熟，即可食用。可滋阴养血，补气增乳。

补血食谱——糯米阿胶粥

阿胶 30 克，糯米 100 克，红糖适量。将糯米洗净，加适量水煮粥。粥将熟时，放入捣碎的阿胶，边煮边搅匀，稍煮 2 ~ 3 分钟，加入红糖即可。阿胶养血止血，滋阴润肺。

调养脾胃食谱——消积饼

鸡矢藤、苦荞头、隔山撬、焦山楂、麦芽、谷芽各 200 克，鸡内金、莱菔子各 100 克，白萝卜 1000 克，面粉、白糖各适量。将上药（除萝卜外）炒后，研成极细粉末。生萝卜绞压取汁。将面粉与药末混合，加适量小苏打粉，加入萝卜汁，拌和做成饼，外撒白糖，或将白糖和入面中，在炉上烘烤熟即可。焦山楂、鸡内金、麦芽、谷芽消食化积，增进食欲；白萝卜、莱菔子行气消食，化痰平喘。

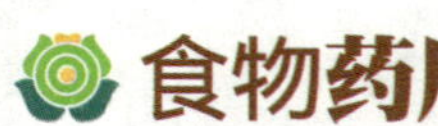

食物药用

西瓜的药用功效

中医认为，西瓜味甘淡、性寒，具有清热解暑、生津止渴、利尿等功能。对于盛夏酷暑没有食欲的“苦夏”者来说，多吃西瓜具有开胃助消化、促进新陈代谢、滋养身体的作用。

现代医学认为，西瓜中含有多种人体所需的营养成分和有益物质，如蔗糖、果糖、葡萄糖、丰富的维生素 C、有机酸、氨基酸及钙、磷、铁等矿物质。

《本草纲目》中，李时珍谓其有“消烦解渴，宽中下气，利小水、解酒毒”等诸多功效。常吃可清肺润肠、和中止渴，具有软化血管、降低血压、抗坏血症等功效。

黄瓜的药用功效

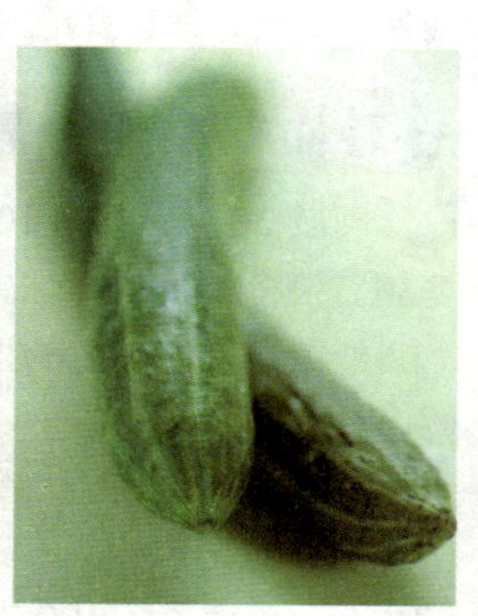

黄瓜性凉味甘，具有清热解毒、利水消肿、止渴生津的功效，可用于身热烦渴、热毒疮疡、黄疸热淋、小便赤黄等症。因黄瓜性味偏寒凉，故多食易耗损正气，伤脾胃，因此气血不足者、久病体虚者，老人或儿童、孕妇、胃寒腹泻者、四肢不温者均不宜多吃。

红薯的药用功效

《本草纲目》中记载：“甘薯补虚，健脾开胃，强肾阴。”中医视红薯为良药。入药始见于清代赵学敏的《本草纲目拾遗》，称红薯性平味甘、无毒，入脾、肾二经，常食可凉血活血、益气生津、宽肠通便，产妇最宜。又称红薯“补中，和血，暖胃，肥五脏。白皮肉者，益肺生津”。《随息居饮食谱》称其“食补脾胃，益气力，御风寒，益颜色”。

由此可见，红薯虽然是食品，但药用价值实在不可忽略。

白萝卜的药用价值

白萝卜润喉清嗓、降气开胃，历来是治疗食积胸闷和消化不良的佳品。帮助消化、促进吸收的功能使白萝卜赢得了“小人参”的美称。中医认为，白萝卜味甘、辛，性凉，有下气定喘、止咳化痰、消食除胀、利大小便和清热解毒的功效。《新修本草》中认为白萝卜可“大下气，消食去痰癖，生捣汁饮服，主消渴”。《随息居饮食谱》中称其可“治咳嗽失音，咽喉诸病。熟者下气和中，补脾运食，生津液，御风寒，已带浊，泽肥养血。”可见白萝卜的药用价值很高。

海带的药用价值

从中医角度讲，海水性属阴冷寒凉，生长在海水中的海带也具有极强的抗寒能力。海带味咸，长期食用还有温补肾气的作用。因而，冬季食用海带，可增加人体的抗寒能力。

《本草纲目》中记载海带可“治水病瘿瘤，功同海藻”。《医林纂要》指出它能“补心行水，消滞，消瘿瘤结核，功寒瘕疝，治脚气水肿”。因此，常吃海带能补血润脾，医治或防止甲状腺肿大，降低血液中的胆固醇，防止血管硬化、癞皮病及肝脏疾病，还具有化痰、软坚、散结、利水泄热等功效，而且还有抗癌作用。

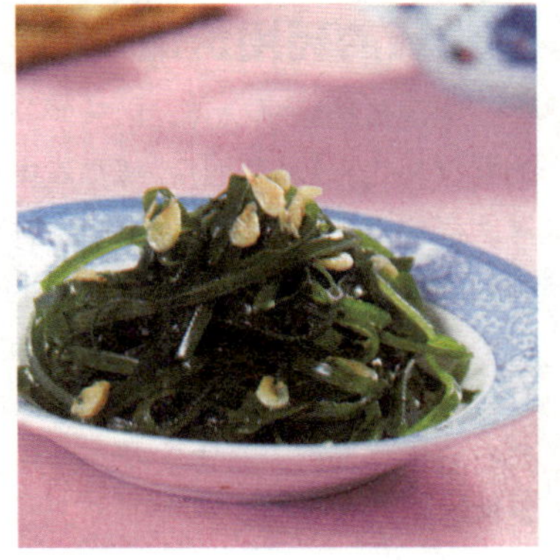

黑木耳的药用价值

历代医书对于黑木耳都有详细的记载，明代李时珍在《本草纲目》中记载:“木耳生于朽木之上,性甘干,主治益气不饥,轻身强志,并有治疗痔疮、血痢下血等作用。”中国医学历来认为黑木耳具有滋润强壮、清肺益气、补血活血、镇静止痛等功效。

芝麻的药用价值

芝麻有白芝麻和黑芝麻两种，食用时以白芝麻为好，药用则以黑芝麻为主。

芝麻的药用价值自古以来备受推崇。《本草纲目》中记载：芝麻“补五脏，益气力，长肌肉，填髓脑”。

中医认为，芝麻尤其是黑芝麻，味甘性平，为滋养强壮剂，有补血、明目、祛风、润肠、生津、补肝肾、通乳、养发等功用，适于身体虚弱、头发早白、贫血萎黄、津液不足、大便燥结、头晕耳鸣等。

山药的药用价值

中国传统医学认为，山药能补虚、益智、延年、疗疾，有很强的食疗功效。《本草纲目》《神农本草经》《名医别录》《大明本草》等医学名著中，都记载着山药的补虚作用。《得佩本草》中认为：山药味甘，性凉润，入肺、脾、肾经。“而脾主血，统四肢，脾血足则不饥，四肢轻捷；肺主气，肺气充则轻身，气为之倍增；又因其质地黏稠，能补肾填精，精足则强阴，延年益寿”。可见，山药具有除寒热邪气、长志安神、补中益气、健脾滋肾、强筋骨、长肌肉等多种药用功效。

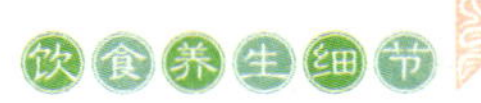

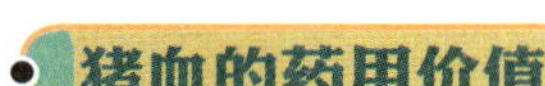

猪血的药用价值

中医认为，猪血性平，味咸，有利肠通便、清除肠垢之功效。在民间，猪血常用于食疗，以血补血，是防治缺铁性贫血的佳品。《本草纲目》中称猪血有“生血之功”。

猪血中的血浆蛋白被人体内的胃酸分解后，会产生一种解毒、清肠的分解物，对侵入人体内的粉尘、有害金属微粒发生生化反应，然后从消化道排出体外。因此，长期从事有害、有毒粉尘的工作人员可多吃猪血。

狗肉的药用价值

狗肉不仅味道鲜美，营养丰富，且具有入药疗疾的效用。中医认为，狗肉味甘、咸、酸，性温，具有补中益气、温肾助阳之功。《普济方》认为狗肉“久病大虚者，服之轻身，益气力”。《本草纲目》中记载，狗肉能滋补血气，专走脾肾二经而瞬时暖胃驱寒，补肾壮阳，服之能使气血溢沛，百脉沸腾。因此，中医历来认为狗肉是一味良好的中药，有补肾、益精、温补、壮阳等功用，常食狗肉对脾肾之虚、胸腹胀满、水肿、腰膝软弱、寒疟及败疮久不收敛有益。

鲤鱼的药用价值

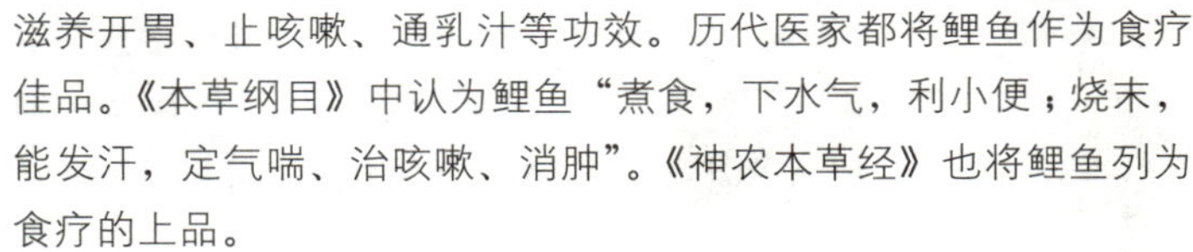

中医认为，鲤鱼味甘性平而温、无毒，有益气健脾、利尿消肿、清热解毒、滋养开胃、止咳嗽、通乳汁等功效。历代医家都将鲤鱼作为食疗佳品。《本草纲目》中认为鲤鱼“煮食，下水气，利小便；烧末，能发汗，定气喘、治咳嗽、消肿”。《神农本草经》也将鲤鱼列为食疗的上品。

膳食均衡

食物搭配的养生原则

中医认为，食物有“四气”（寒、热、温、凉）和“五味”（辛、甘、酸、苦、咸），因此，食物配膳的原则就要遵循寒与热、辛与甘等达到平衡。

中医在食物搭配上有四种情况，前两种可增强食疗效果：

一是相须相使，即性能基本相同或某一方面性能相似的食物搭配，可不同程度地增强原有的食疗功效；二是相畏相克，即两种食物同用时，一种食物的毒性或副作用能被另一种食物降低或消除。

后两种可削弱食疗效果：

一是相恶。如吃温补气血的食物时，尽量不要同时吃绿豆、西瓜等，否则会减弱前者的温补作用；二是相反。如蜂蜜反生葱、黄瓜反花生、鹅肉反鸭梨等。只有做到搭配合理，才能通过饮食达到养生的目的。

酸碱平衡的重要性

中医认为，酸性食品与碱性食品搭配食用，才能保证人体健康。

这里所说的食物酸碱性，并非指味觉上的直接感觉，而是指生物化学性质，如吃时感到酸味的葡萄、醋等，却是碱性食品。

人体内环境呈弱碱性，保持pH值在7.35～7.45。低于7.35或高于7.45时就会发生中毒，前者叫酸中毒，后者叫碱中毒，都会影响人体的健康。因此，在膳食结构中，要注意酸碱平衡，酸性食物不可吃得太多。

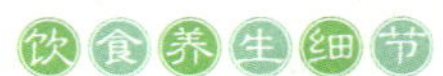

主食宜多样化

中医认为，最好的饮食其实是平衡膳食。平衡膳食首先就要求食物多样化。多样化有两个层次：

◆ **“类”的多样化** 即要尽量吃粮食、肉类、豆类、奶类、蛋类、蔬菜、水果、油脂类等各类食物。

◆ **“种”的多样化** 即在每类中要尽量吃各种食物，如肉类要吃猪肉、牛肉、羊肉、鸡肉、鱼肉、兔肉、鸭肉等。粮食也如此，不仅要吃精米、白面等，还要吃粗杂粮，如小米、玉米、荞麦、高粱、燕麦等。

也就是说，各种粗细食物合理配膳食用，才能有益于健康。

服药期间的合理饮食搭配

服用含铁药物时，应多食富含维生素 C 的新鲜蔬菜和水果，或喝些橘子汁，增加铁盐的溶解度，促进身体对铁的吸收。

服驱虫药时，应多吃含纤维素多的蔬菜，如土豆、红薯、萝卜、黄瓜、芹菜、豆芽、绿叶蔬菜及海藻类等，增强肠管蠕动，促使虫体排出。

服用维生素 A 等脂溶性药物时，应多吃脂肪类食品，可促进药物的吸收，提高疗效。

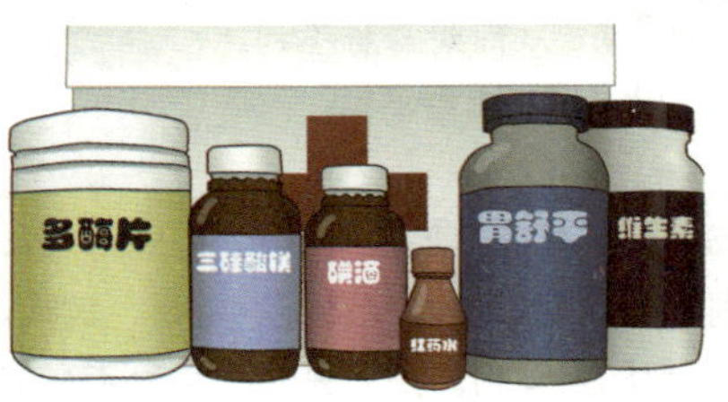

服用利尿药时，因人体内的钾离子易随尿液排出，故应多食含钾丰富的食物，如土豆、番茄、香蕉等。

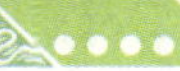

荤素搭配的好处

动物性原料与植物性原料搭配食用，可达到脂肪、维生素、无机盐的合理配合，并补充人体所需的膳食纤维。这是因为，动物性原料所含的动物脂肪中含饱和脂肪酸较多，而植物性原料中所含植物油中的不饱和脂肪酸较多，尤其人体必需的脂溶性维生素。

如含 β-胡萝卜素的蔬菜与肉类等含脂肪多的原料混合烹调，有利于 β-胡萝卜素的吸收，满足人体对维生素 A 的需要；富含维生素 B_1 的原料与含蒜素高的原料配合，还可提高身体对维生素 B_1 的吸收。

酒后不宜马上饮茶

酒中含有大量乙醇，对心血管刺激性很大；而浓茶同样具有兴奋心脏的作用。酒后饮茶，不仅会使心脏受到双重刺激，兴奋性增强，更会加重心脏负担，对心脏不利。

《本草纲目》中记载："酒后饮茶伤肾脏，腰脚重坠，膀胱冷痛，兼患痰饮水肿，消渴挛痛之疾。"酒后饮茶，茶碱会在体内产生利尿作用，此时乙醇转化的乙醛尚未完全分解，即因茶碱的利尿作用而进入肾脏。乙醛对肾脏有较大的刺激性，从而对肾脏不利。

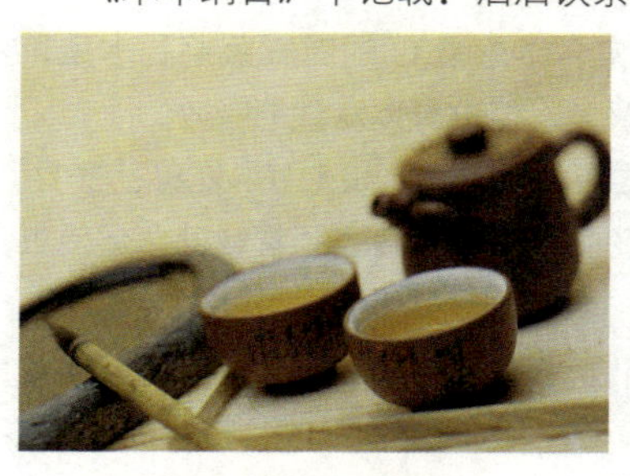

豆腐与葱不相宜

中医认为，豆腐味甘性凉。《本草求真》中称豆腐"入脾、胃、大肠"，可益气和中，生津利燥。而葱可发表，通阳，解毒，调味。

然而，豆腐与葱却不宜一起配膳食用。因为豆腐中含有丰富的蛋白质、钙等营养成分，而葱中含有大量的草酸。两者配膳后，豆腐中的钙会与葱中的草酸结合生成白色沉淀物草酸钙，使豆腐中的钙质遭到破坏，且草酸钙难以被人体吸收。所以长期将豆腐与葱同拌食用，易发生缺钙而出现小腿抽筋、软骨症、骨折等。

百合鸡蛋安心神

中医认为，百合味甘，性微寒，入肺、心经，有润肺止咳、清心安神之功效。《本草纲目》称其“利大小便，补中益气”。《本草纲目拾遗》言其“清痰火，补虚损”。《日华子本草》言其“安心，定胆，益智，养五脏”。可见百合具有清心安神的功效。而蛋黄则能除烦热，补阴血。两者加糖调理食用，可滋阴润肺，安神健脑，减少疾病，还适于辅助治疗阴虚失眠、心烦、精神不安、惊悸、阴虚咳嗽等病症。

羊肉的营养搭配

羊肉具有温补作用，最适宜在冬天食用。但羊肉性温热，常吃易上火。根据中医理论，羊肉配豆腐和白萝卜等食物食用最好。

中医讲究“热则寒之”的食疗方法，故吃羊肉应搭配凉性和甘平性的食物，能起到清凉、解毒、去火的作用。豆腐不仅能补充多种微量元素，其中的石膏还能清热泻火，除烦止渴；白萝卜性凉，可消积滞，化痰热，与羊肉搭配，不仅能避免食用羊肉上火，还可除羊肉膻味。

其他适合与羊肉搭配的食物还有冬瓜、丝瓜、油菜、菠菜、白菜、金针菇、蘑菇、莲藕、茭白、笋、菜心、海带、西蓝花、黑木耳和红薯、土豆、香菇等，都可与羊肉搭配食用。

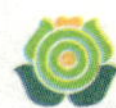

饮食习惯

保证新鲜才健康

饮食养生的运用对于人体有着诸多的益处，但若不遵循正确的饮食习惯，则难以实现饮食养生的最佳效果。

在日常饮食中，食物的新鲜和清洁是人体摄取营养充分、身体维持健康的重要保证。新鲜的食物，其营养成分保存得最为全面，且极易被人体消化吸收，对人体健康十分有利。而且清洁的食物，能防止受到细菌或毒素污染的食物进入体内而导致疾病。

因此，日常饮食一定要做到新鲜、清洁，这能使饮食的防病、强身之功效得到充分发挥，也是养生的基础保证。

良好的情绪有助消化

一些研究结果表明，在进餐中保持愉快的情绪，可兴奋机体神经系统，促进胃肠蠕动和胆囊收缩、消化腺分泌增加，使摄入的食物能得到充分的消化和吸收。相反，在不良情绪下进餐，各种消化液分泌会减少，并会出现胃肠蠕动异常，消化食物的能力降低，营养素不能被充分吸收和利用。严重时还会出现吞咽困难、嗳气、腹胀等不适症状，甚至引发消化系统疾病。由此看来，进餐时情绪对养生是十分重要的。

因此，烦躁、恼怒时最好不要进餐，进餐时也要避免谈论不愉快的话题，以提高对营养素的吸收。

饭前散步更健康

俗话说："饭后百步走，活到九十九。"但研究发现，并非如此。

饭后食物都集中在胃里，此时需要大量的消化液和血液来消化胃中的食物。若餐后马上散步，血液就要运送到全身其他部位，使胃肠的血液供应相应减少，食物难以充分消化，会将未经充分消化的食物过早地推入小肠，难以吸收到食物的营养。

而餐前散步，效果就不同了。此时胃中空虚，脂肪细胞尚无新的脂肪酸进入，散步易将其"动员"出来化为热量而消耗掉。因此，餐前步行半小时更有利于健康。

不吃早餐坏处多

早餐是提供身体能量的主要来源。不吃早餐，身体就无法供应足够的血糖供身体消耗，于是身体就会启动原本储存于体内的战备能源。长期启动的结果，会导致身体存粮愈变愈少，从而出现倦怠、疲劳、精神不振、反应迟钝等症状。而且，经常不吃早餐，身体为取得动力，会动用甲状腺、副甲状腺、脑下垂体等腺体去燃烧组织，高血压、糖尿病等慢性疾病也易找上门。

晚饭不宜吃太饱

晚饭吃得太饱，会使胃被撑得满满的，消化功能相对受到抑制，延长整个消化过程，增加肠胃负担。而且，吃得过饱，上床睡觉时胃中还有不少食物有待消化，由于消化需要，神经中枢和血液循环系统正忙于支配和管理，就会影响睡眠。睡眠时，胃肠也该休息，如果胃中消化工作尚未完成，便不能很好地休息。久而久之，胃肠就会因过累而出现消化功能减弱。

此外，晚饭吃太饱，还会使人的呼吸和心跳的负担都加重，甚至做噩梦。中医说"胃不和则睡不安"就是这个道理。

饭前喝汤益吸收

一些人有饭后喝汤的习惯，其实这是不对的。

中医强调："饭前先喝汤，胜过良药方"。吃饭时，食物经口腔、咽喉、食管最后到胃，好比经过一条通道。如果饭前先喝几口汤，等于给这条通道加了"润滑剂"，能使食物顺利下咽，防止干硬食物刺激消化道黏膜。且在吃饭时，中途不时进点汤水也有助于食物的稀释和搅拌，有益于胃肠对食物的消化和吸收。所以饭前喝汤不仅有利于消化，还可减少食管炎、胃炎等病症的发生。

细嚼慢咽保长寿

咀嚼是进食的第一步。食物经牙齿磨碎后进入胃中，嚼得越细，食物在胃内就会消化吸收得越好。而且咀嚼的同时还能反射地引起胃腺、胰腺的分泌，有利于食物的消化。

明代王蔡《修真秘要》说："夫食不用急，急则不细，不细则损脾气。法当熟嚼令细，不用食坚硬难消之物。"《华佗食论》曰："食物有三化：一火化，烂煮也；一口化，细嚼也；一腹化，入胃自化也。"都强调在进食时，要细嚼慢咽，借助"口化"来帮助"腹化"吸收营养，益寿延年。

适当节食是合理的养生之道

中国历代养生家很重视节食，主张"食少"。《黄帝内经·素问·脏器法时论》说："谷肉果菜，食养足之，无使过之，伤其正也。"《黄帝内经·素问·痹论》指出："饮食自倍，肠胃乃伤。"《东谷赘言》总结食多的害处认为："多食之人有五患，一者大便数，二者小便数，三者扰睡眠，四者身重不堪修养，五者多患食不消化。"

多食的害处很多，除会增加肠胃负担引起消化系统疾病外，还可能导致营养过剩，体肥超重，引发多种疾病。

冷食冷饮应适度

中医认为，胃喜暖而恶寒，过食生冷易生病，导致腹痛、呕吐、泄泻等，还可诱发过敏性结肠炎；而胆道遇冷刺激会痉挛，导致胆囊炎、胆石症等疾病；冷刺激还会使心血管、支气管收缩，影响心、肺功能，故《黄帝内经·灵枢·邪气脏腑病形篇》说："形寒饮冷则伤肺。"所以饮食宜温，生冷宜少。

养成健康的饮食习惯

一个人饮食习惯的好坏，直接影响脾胃功能的消化及营养的吸收，下面介绍几种利于健康的饮食习惯。

◆**站着吃饭** 对世界各地不同民族用餐姿势的研究表明，站立位最科学，坐姿次之，而下蹲位是最不科学。这是因为，下蹲时腿部和腹部受压，血流受阻，影响胃的血液供给。

◆**好吃苦食** 苦味食物不仅含有无机化合物、生物碱等，而且还含有一定氨基酸。苦味食物中的氨基酸，是人体生长发育、健康长寿的必需物质。苦味食物还能调节神经系统功能，缓解由疲劳和烦闷带来的恶劣情绪。

◆**晨起喝水** 早晨起床后喝一杯凉开水，有利于肝、肾代谢和降低血压，防止心肌梗死，有的人称之为"复活水"。有关专家认为，人经过几个小时的睡眠后，消化道已排空，晨起饮一杯凉开水，能很快被吸收进入血液循环，稀释血液，相当于对体内各器官进行了一次"内洗涤"。

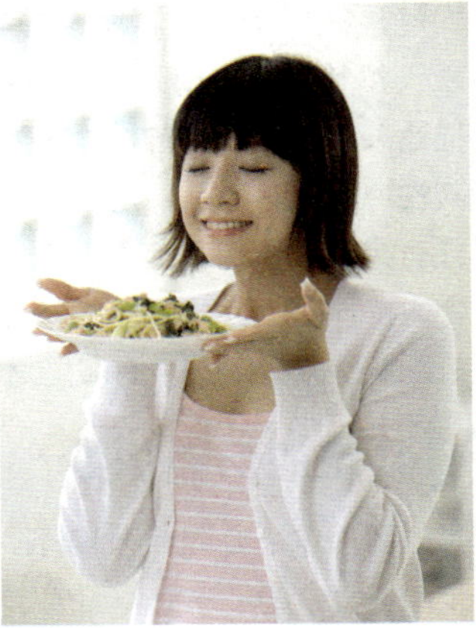

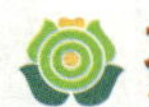

茶酒养生

茶的主要成分

茶叶含有多种化合物，如蛋白质、茶多酚、生物碱、氨基酸、糖类、矿物质、维生素、色素、脂肪和芳香物质等。

茶叶中的蛋白质含量很高，但易溶于水的是白蛋白，能增进茶汤滋味的品质。茶多酚（茶单宁）具有多种生理功效，是茶叶滋味和色泽的重要成分。生物碱中咖啡因含量最高，咖啡因的兴奋作用是茶叶成为嗜好品的重要原因。茶叶的氨基酸中，茶氨酸的含量最高，占氨基酸总量的50%以上。茶叶中的脂肪包括磷脂、硫脂、糖脂、三酰甘油等，都是人体必需的脂肪酸，也是脑磷脂、卵磷脂的主要组成部分。

绿茶的保健功效

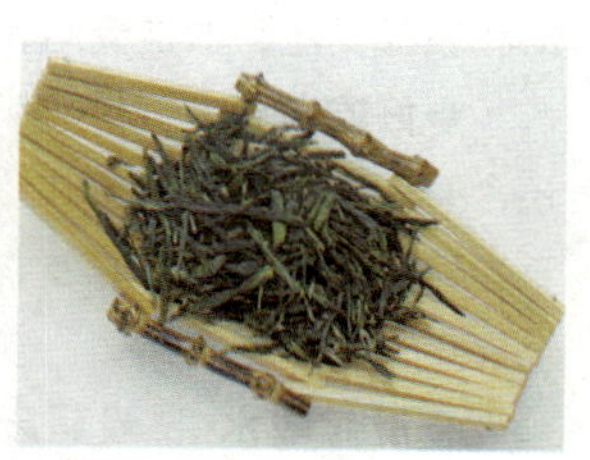

绿茶的制作是将嫩叶采摘后放入锅内经文火炒干制成。由于绿茶未经发酵，故保持了其青翠、香醇、味甘之天然特性。李时珍《本草纲目》中描述茶叶之性味“苦甘微寒”，也就是“性凉”，以绿茶为代表。因其性凉，故有清火、止渴、利尿等多种功效，最适宜阳盛热体和阴虚有火之人饮用，而虚寒之人则不宜饮绿茶。因绿茶性凉，“久食令人瘦，去人脂，使人不睡，饮之宜热，冷则聚痰”（《本草纲目》），故肥胖之人饮绿茶，有减肥之功效。

红茶的保健功效

红茶性温，是全发酵茶，是嫩茶叶经过萎凋、揉捻、发酵、干燥等复杂的工序制作而成，且产于气候温和之地（如祁门红茶、滇红功夫茶、政和功夫茶)。红茶性温，具有温胃健脾、升清降浊之功能，虚寒之人应首选红茶当饮料，可增加肾脏的血流量，提高肾小球滤过率，扩张肾微血管，抑制肾小管对水的再吸收，促成尿量增加，帮助排除体内的乳酸、尿酸、过多的盐分及有害物质等，以缓和心脏病或肾炎造成的水肿。

乌龙茶的保健功效

乌龙茶属中性，是半发酵制作的茶叶，要求叶片底边红，内心绿。其特性介于绿茶和红茶之间，性和而不寒，性温而不助火，故老少皆宜,是适于各种体质的大众饮料。著名的福建安溪铁观音茶，武夷岩茶，其产地“饱山岚之气，沐日月之精，得烟霞之霭”，“色泽乌黑，条索似鱼”，故称“乌龙茶”。安溪铁观音茶树，其叶在日光照耀下，叶面闪闪发亮，其色泽如铁，沉重如铁，乾隆皇帝赐名为“南岩铁观音”。常饮乌龙茶可强化心脏，提振精神，促进胃液分泌与增进食欲，帮助消化。

药酒的养生功效

药酒在古代被统称为“醪醴”。醪醴，就是用五谷制成的酒类，醪为浊酒，醴为甜酒。以白酒、黄酒和米酒浸泡或煎煮具有治疗和滋补性质的各种中药或食物，去掉药渣所得的口服酒剂，即为药酒。因为酒具有“通血脉，行药势，温肠胃，御风寒”等作用，所以酒和药配制更能增强药力，达到防治疾病的目的，还可用于病后的辅助治疗。滋补性药酒还可以借药之功，借酒之力，起到补虚强壮和抗衰益寿的功效。

饮用药酒须慎重

药酒是由药和酒配制而成的，饮用药酒时，要注意以下五点：

❶对症饮用，不要盲目滥用。

❷口服补益类药酒要忌食蒜、葱、萝卜；服有解毒功效的药酒要忌生、冷、酸食；服调理脾胃的药酒要忌油腻、腥臭、生冷食物。

❸药酒不宜与西药同服，否则可能会因药茶、药酒的作用而增强药物的毒性，或降低药物疗效，甚至产生副作用。

❹服药酒后不宜顶风冒寒，不宜针灸，也不宜进行房事。

❺肝肾疾病、高血压、心脏病、乙醇过敏、维生素缺乏症等患者，孕妇和经期妇女、儿童、哺乳期妇女等，都不宜服药酒。

常用茶酒疗方

▶感冒茶疗方一：三花茶

金银花 15 克，菊花 10 克，茉莉花 3 克。将三花一同放入茶杯，用沸水焖泡 10 分钟，代茶饮用。适于防治热度所致的风热感冒、咽喉肿痛等。

▶感冒茶疗方二：柿饼茶

柿饼 6 个，茶叶 5 克，冰糖 15 克。将柿饼与冰糖，加水置罐内炖烂，将茶叶以沸水冲泡 5 分钟后取汁，倒入柿饼内。每日 1 剂，饮茶食柿饼。可润肺止咳，涩肠止血。适于肺虚咳嗽、痰中带血、痰多者。

▶支气管炎茶疗方：姜糖薄荷茶

生姜 15 克，薄荷叶、红糖各 10 克。生姜切片，与薄荷叶同放入茶杯，冲入沸水焖泡 10 分钟，再加入红糖搅匀，代茶饮用。每日 1 剂，连服 10 日。可发汗解表，温肺止咳，适于咳痰稀薄多白沫、胸闷、头痛、身痛、口渴等。

▶头痛茶疗方：川芎茶

川芎 3 克，茶叶 6 克。将两味药加水 1 碗，煎汁温服，每日 1 剂。可祛风散热，理气止痛。适于风热头痛。

▶胃痛茶疗方：山楂茶

山楂片 15 克。将山楂片洗净，加水煎 20 分钟代茶温饮。可健胃消食，活血化瘀。适于消化不良、胸腹胀痛等。

▶痢疾茶疗方：米醋红茶

米醋适量，红茶 5 克。以沸水冲泡茶叶，将醋溶入茶水中服用。可清热化湿，解毒和肠。适于湿热型痢疾。

▶中暑茶疗方：荷花茶

鲜荷花 6 朵。放入砂锅内，加水 500 毫升，煎沸 3 分钟，取汁代茶饮用。可清暑利温，升阳止血。适于轻度中暑。

▶泌尿系统感染茶疗方：车前草茶

车前草 20 克，研成粗末，煎水或冲泡，代茶饮用。

▶气虚血虚酒疗方：桑葚红枣酒

桑葚 1000 克，红枣 50 克，糯米 500 克。桑葚洗净捣汁，与糯米和红枣同煮成饭，温后加酒曲适量，拌匀待其发酵成为酒酿。每日早晚取适量食用。适于肝肾不足所致之血虚证。

▶心悸失眠酒疗方：莲子朱砂酒

莲子 100 克，朱砂末 10 克，醇酒 500 毫升。莲子用沸水浸去苦味，捣碎，与醇酒同浸于容器中，盖上盖，煮沸离火，放凉，再放入朱砂细末，搅匀。每次温饮 1 小杯。适于血滞胸痹、心悸怔忡等。

▶咳嗽酒疗方：桃仁酒

桃仁 200 克，白酒 2000 毫升。将桃仁置沸水中煮至外皮微皱，浸入冷水中，搓去皮尖，晒干，盛绢袋中宽扎，置酒壶中，倒入白酒，密封 7 日。每晨空腹饮 2 小杯。适于咳嗽。

日常起居养生细节
生活养生，贵在坚持

起居养生

四时起居的原则

《黄帝内经·素问·四气调神篇》指出："逆春气，则少阳不生，肝气内变；逆夏气，则太阴不长，心气内洞；逆秋气，太阴不收，肺气焦满；逆冬气，则少阴不藏，肾气独沉。"说明四时之令只能调之、和之，顺天而行之。

人体的阳气在白天运行于外，推动脏腑组织器官进行各种功能活动，所以白天是学习或工作的最佳时机。夜晚人体阳气内敛，趋向于里，有利于机体休息，恢复精力。因此人体应按照"日出而作，日落而息"的原则安排作息时间。

规律起居的好处

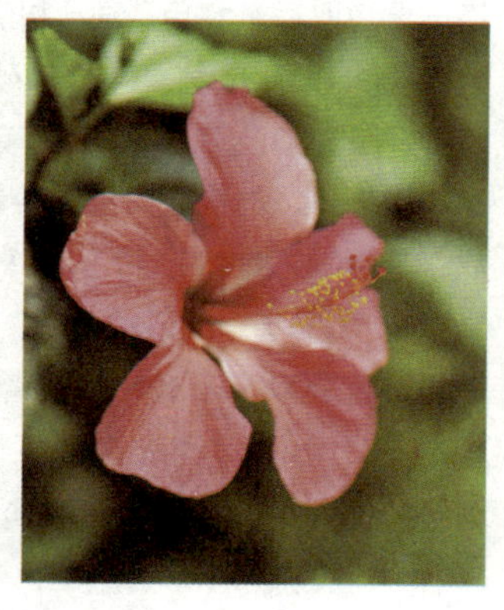

《管子·形势》云："起居时，饮食节，寒暑适，则身体利而寿命长益。"这句话中提到"起居时"，即起居有常，指在日常生活中要养成良好的生活规律和生活习惯，它是养生长寿的一个重要方面。

《黄帝内经》说："起居有常，不妄作劳。故能形与神俱，而尽终

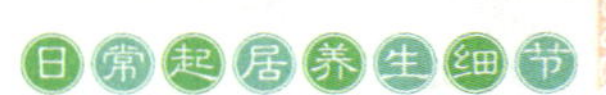

其天年。”反之“以酒为浆，以妄为常，不知持满，不时御神，务快其心，逆于生乐，起居无节，故半百而衰也”。意思是在日常生活中，作息有规律能健康长寿；而起居无常，违反生理规律，就会使人体弱多病，衰老早亡。

养阴不可忽视

中医认为，久病伤阴，许多慢性疾病如糖尿病、甲亢、高血压、慢性肾病、更年期综合征等，都有不同程度的阴虚表现，因此日常养阴补虚是调理疾病、健康养生的重要原则。

阴气包括生理性及病理性两类：病理性的阴是废物，需要被排出；生理性的阴是人体必需，因为阴是阳的基础，无阴则阳无以化，所以养阴非常重要。

养阳抗衰老

按中医的理论，阳气是人体脏、腑组织器官功能活动的动力。阳化气，阴成形。无阴，则阳无根，无阳，则阴无以化，所以阴气的化生必须依赖阳气。先天之气，即元气，藏于肾，是肾中阳气，又称为命火。命火极为宝贵，一旦火种熄灭，生命就会终结，因此保护阳气，减少阳气损耗，能抗衰老。

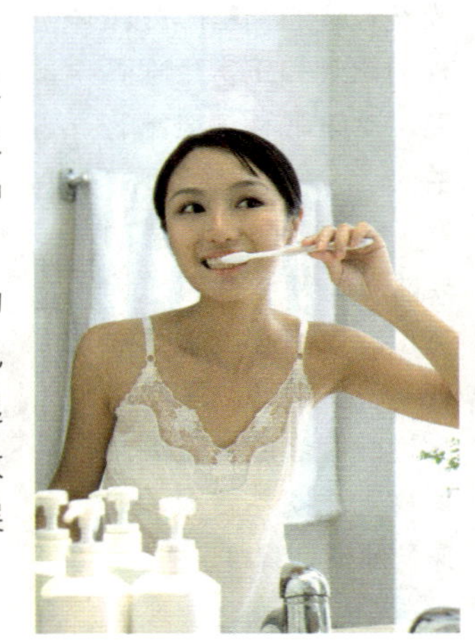

每年的春夏之季，自然界万物复苏，草木生长旺盛，身体起居也应随之做出相应的调节。如清晨起床要早，洗漱后在室外清静之处散步或慢跑，以呼吸新鲜空气，舒展人体阳气。

药枕养生好处多

中医学认为，人的头颈处经脉密布，穴位众多。久卧药枕，可利用睡眠时头部的温度，促使药物有效成分散发，缓慢持久地刺激经穴而防病治病。

枕内填毛麻、棉絮、软叶、干苔、决明子、麻豆等物，不仅柔软舒适，还可收到明目功效。将磁石镶嵌在木枕上制成磁石枕，常枕可明目益睛。将菊花晒干作枕芯称为“菊枕”，常枕菊枕，可清热疏风，益肝明目，通过所含微量樟脑、菊油环酮挥发“药气”，刺激头颈皮肤，“通关窍，利滞气”，促进神经、肌肉与关节功能协调，解痛祛病。

选择适合你的床铺

人睡眠的主要工具是床铺，从健康保健方面看，选择床铺应考虑它是否符合人体生理特点而有益于睡眠。床铺太硬、太软皆不宜。理想床铺应软硬适中，以在木板床上铺垫约 10 厘米厚的棉垫的软硬度为最佳。这个厚度的棉垫能适应人体表面曲线的需要，保持脊椎的正直和正常生理弧度，对睡眠和健康都有益处。

除了对软硬度的要求外，还要注意床铺高度。床铺高度最好在 40 ~ 50 厘米，只要略高过睡眠者膝盖就好。这样上床既不费力，下床伸腿便可着履。

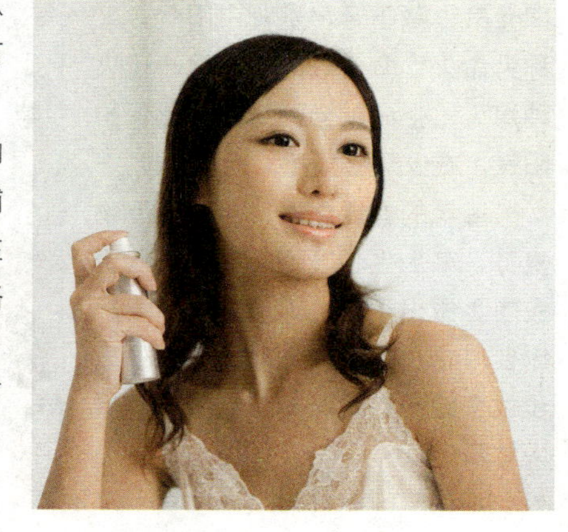

如何养阳最科学

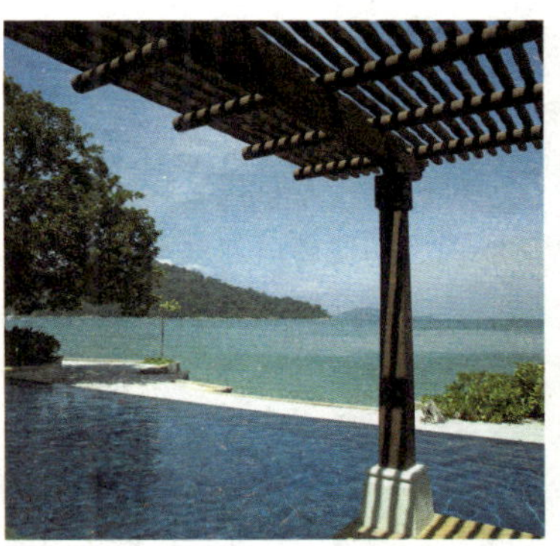

❶正午日头当顶时，于庭院中立，日精可从头顶百会穴入人体。

❷站于高处面向南方，或窗户洞开，阳气可随光照从皮肤进入人体。

❸日出时面向东方，深呼吸，从鼻孔及人身皮肤毛孔，阳气可进入人体。

❹晴日蓝天白云旷野处，深呼吸，阳气可从口鼻进入人体。越是环境好的地方，阳气越纯。

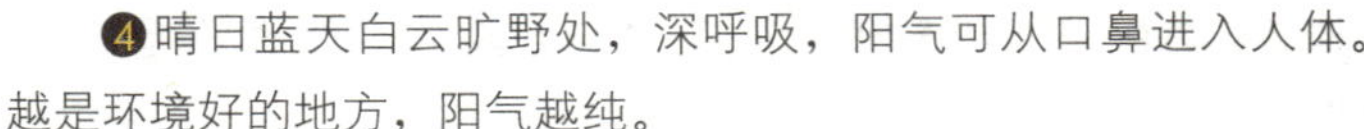

适合养阴的场所

◆**海边、山林、河畔、高山** 在这些地方锻炼身体，做深呼吸，会吸入大量的阴气，对长寿非常有益。

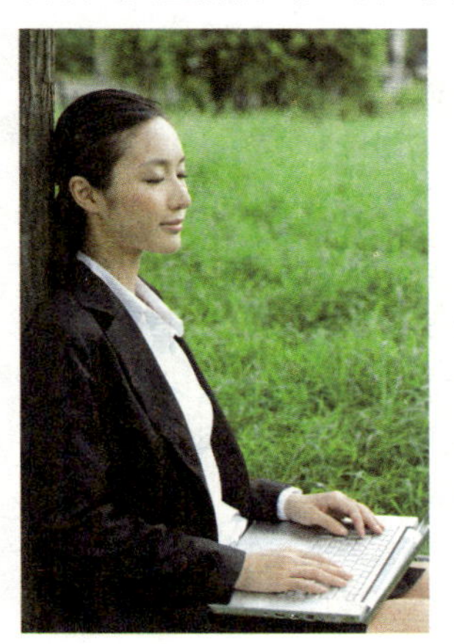

◆**接地气** 天为阳，地为阴，地储藏着阴气，所以接地气十分重要。平时应常赤足走路，使地气从足心的涌泉穴上升人体。

◆**北方** 北方是阴气产生的重要方向，阴亏养生，要面北，以吸取北方阴气。

◆**夜晚，面向月光** 昼为阳，夜为阴，日为阳，月为阴，阴亏的人养生，在夜晚最好面对月光，以取得良好的效果。

运动养生

缺乏运动危害多

名医华佗曾用“流水不腐，户枢不蠹”来告诫人们经常活动可防病养生；孙思邈也曾指出：“人欲劳于形，百病不能成。”

传统养生学认为，适量的运动可活动筋骨，调节气息，畅达经络，疏通气血，调和脏腑，增强体质而使人健康长寿。如果人体缺乏运动，机体气血在经络内的运行就会难以通畅，脾胃运化食物的功能也会减退，从而导致消化不良。且因脾胃功能的减弱，还会使得机体内气血生成不足，致使正气虚弱，抗病能力下降。所以，长期缺乏运动的人，会出现食欲不振、精神萎靡、头昏心悸、倦怠乏力、失眠多梦等症状。

运动养生的原则

运动养生对人的作用是不言而喻的，但是运动养生也要遵循一定的原则：1. 动静结合。运动时，要一切顺乎自然，动于外而静于内，动主练形而静主养神，从而达到内练精神、外练形体的目的。2. 持之以恒。锻炼身体非一朝一夕之事，要长期坚持而不间断。3. 运动适度。运动量不宜过大也不宜过小，以感觉身体舒适最好。

选择适合你的运动项目

运动项目要因人而异。老年人由于肌肉力量减退，神经系统反应较慢，协调能力较差，故宜选择动作缓慢柔和、肌肉协调放松、全身都能得到活动的运动，如步行、太极拳、慢跑等；对于年轻人，可选择运动量稍大的运动，如长跑、篮球、足球等。

此外，每个人因工作性质不同，也要选择不同的运动项目。如长时间站立者，易出现下肢静脉曲张，应选择仰卧抬腿的运动，如踮脚运动；经常伏案工作者，要选择一些扩胸、伸腰、仰头的运动项目，又因用眼较多，故还应进行望远运动。

老年人登山注意三点

老年人登山要量力而行，爬山前做些强度不大的运动。爬山中，求胜心别太强，稍感不适，马上停下来休息一下。

❶心脑血管疾病患者要有人陪同。

❷糖尿病患者要警惕低血糖。

❸骨关节病患者最好别登山。

另外，爬山的时间如果一定要选择早上，最好在太阳出来后去爬山，但登山的最好时间还是下午三四点钟。

传统运动养生的原则

运用传统的运动养生方法应注意两点：

第一，协调统一，形神兼养。传统运动养生讲究意识活动、呼吸运动和躯体运动的配合，即所谓意守、调息、动形的协调统一。意守指意识要专注，心无杂念；调息是指调节呼吸；动形是指形体运动要自然、连贯、刚柔相宜。只有三个环节协调统一，才能增强人体各种功能，促进健康，祛病延年。

第二，顺应时日，莫误良机。清代养生家张志聪把一日比作四时，认为："一日分为四时，朝则为春，日中为夏，日入为秋，夜半为冬。"因此，一天中的运动应遵循早晨阳气始生、日中而盛、日暮而收、夜半而藏的规律。

环境养生

居住环境与养生

《黄帝内经》中强调，养生应“和于阴阳，安于居处”。

环境是人生命延续存在的物质基础，人类也是环境的一部分。人类生活在自然界中，经常受到各种环境的限制和影响。中医关于风、寒、暑、湿、燥、火，以及阴、阳、风、雨、晦、明六气致病学说，都反映了外界环境的变化与健康的密切关系。如果人生活在适宜的环境中，则可增强体质，防治疾病，延年益寿。反之，如果生活在不适宜的环境中，则会损害人体健康，不利于养生。因此，顺应环境的运行规律，才能真正达到养生的目的。

选择最健康的居住环境

居住环境的空气质量直接影响人的健康与长寿。富含负离子的空气能调节人的大脑皮质功能，振奋精神，消除疲劳，而森林、海滨、乡村等处的空气中负离子浓度较高，适于养生。

构筑居室，应选地势高爽干燥，没有噪声污染、清洁卫生的环境，同时应尽可能避免在有放射性物质或对人体有害的矿区生活。居住地应选择阳光充足、绿地覆盖率较高的地域。绿地能调节气温、湿度和空气中二氧化碳的浓度，起到防风、降尘、杀菌、降低噪声及缓解神经紧张、消除视觉疲劳等作用。

最适宜养生的室内环境

首先，要保证室内空气流通，这是室内空气新鲜、清洁的前提条件之一。要让外面的新鲜空气能顺利进入室内，室内的湿热混浊之气顺利排出，不仅利于呼吸，还能去除室内异味。

其次，光照要适宜。《遵生八笺》中云：“吾所居座，前帘后屏，太明即下帘，以和其内映，太暗即卷帘，以通其外耀。内以安心，外以安目。心目皆安，则身安矣。”可见，室内的光照是影响人生理和心理健康的一个重要因素。此外，还要营造良好的室内小气候，如合适的气温、温度和热辐射等。

“坐北朝南”的好处

中国处于北半球，房子坐北朝南有利于调节室温和室内采光。比如在冬季，太阳位置靠南，阳光斜射，若房子坐北朝南，阳光可直接进入房间内，从而保证室内的光照时间，且冬季经常北风呼啸，寒流往往从北而来，坐北朝南还可避免寒流直接进入室内，利于保持室内的温度。而在夏季，太阳光线与南墙形成的角度较小，房子的墙面和窗子所接受的辐射热量也少，这样又利于降低室内的温度，且夏季常是南风拂面，房子坐北朝南，更利于南风长驱直入，便于室内空气流通。

气候变化与人体健康

《黄帝内经·素问·离和真邪论》也说：“因不知合之四时五行，因加相胜，释邪改正，绝人长命。”强调了防病治病，必须掌握季节变化规律和气候的变化特点。《黄帝内经·素问·金匮真言论》说：“东风生于春，病在肝；南风生于夏，病在心；西风生于秋，病在肺；北风生于冬，病在肾。”因此，了解气候环境规律，掌握气候变化转换，即可巧用天时，采取措施，调整行为去适应气候变化，从而达到养生防病的目的。

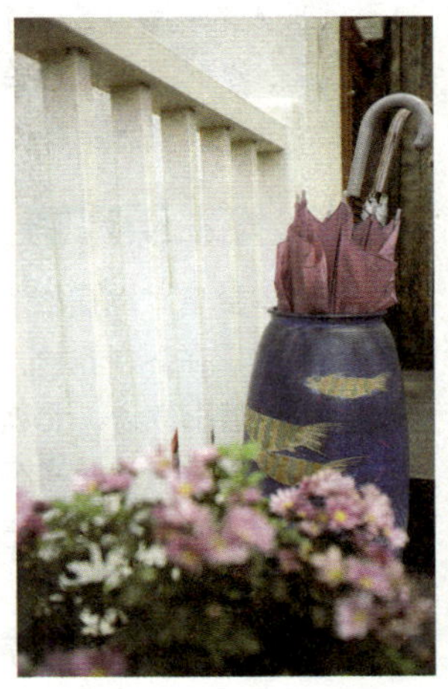

低温养生延寿命

《黄帝内经》中早已提出："高者其气寿，下者其气夭。"意思是说：高处气温低寒，能使人的体温降低，细胞分裂缓慢，代谢也慢，故衰老得慢，寿命就长。而低处气温偏高，能使人的体温升高，细胞分裂和代谢加快，由于阳气耗散快，衰老得也快，所以人寿命就偏短。

按中医理论，阴虚的人最需进行低温养生。因为阴虚的人怕热，常表现为手心、足心、心口发热，而低温养生可使人体体温降低，阴经得以涵养，所以低温有助于养阴。而冬季阴长阳消，所以是养生的最佳季节。

低温养生的科学方法

低温养生要做到：1. 少穿一件衣：少穿衣服降低体温。2. 居室温度不应超过 24℃，冬季可适当进行冷水浴或冬泳。3. 少吃一口饭。每餐少吃一口饭，利于细胞寿命的延长。4. 宁静放松。低调处事，精神放松，均利于降低细胞的代谢速度，降低体温，从而利于延长人的寿命。5. 选择养阴食品。如水稻、藕等；越冬植物如大白菜、萝卜；背阴处生的植物，如冬菇、蘑菇；冬季成熟的食物，如冬梨、冬枣。冬天要多吃体温偏低的动物，如水鸭和鱼等。

洞穴养生防疾病

名医扁鹊曾"隐居岩岳，静心敛神。精修医道"。医家孙思邈曾久居洞穴，在洞穴养神、练体、为人治病，研究医药文献，探求长寿之道，著书立说。北魏宣武帝及其家人因为患"斑烂皮肤病"长期不愈，为求病愈，凿石为洞，居穴治疗。从这时候开始，洞穴疗疾、养生蔚然成风。若无天然洞穴，古人凿人工土室来代替它。

杭州附近的瑶林山洞，已设立了疗养病床。实践证明，洞穴疗法对多种伤情疾病具有治疗康复和养生防病的作用。

人在花中走，能活九十九

自古以来人们都爱赏花，把赏花看作一条养生之道。花卉不仅能怡情养性，还有很多养生功效。

花可开颜，花能解语，花可治病。凡花多入药，如杏花美容，荷花消暑，菊花疏风，桂花止咳，丁香花理气，豆蔻花和中，茉莉花爽神，水仙花除热，金银花解毒，牡丹花活血，杜鹃花平喘，木兰花通窍，蜡梅花生津，合欢花舒郁等。花还能食用或它用，如传统茉莉花茶、玫瑰花露、菊花晶、桂花酒等。花还可以作为佐料配食疗药膳，用于保健的各种药袋、药枕、香囊、药物衣饰等。

居室健康花草

居室内养几盆花草，既可以美化居室，还能净化室内空气，保持空气清新自然，有益于人体健康。

一般来说，居室内宜养些吸收抗毒能力强的花卉，以吸收空气中一定浓度的有毒气体。如茶花、仙客来、鸢尾、紫罗兰、晚香玉、牵牛花、石竹、唐菖蒲、水仙、紫茉莉、菊花、吊兰、芦荟等，可平衡室内的气体含量，保持室内空气清新。

房间色彩对健康的影响

色彩不仅会给人带来视觉上的享受，还会影响人的心情，运用色彩装饰居室是改善居室环境的重要方式之一。

绿色代表生命、安静，可缓解眼睛疲劳，故心情抑郁的人可以选绿色作为墙壁或窗帘的颜色，另外书房也可选择绿色；蓝色代表着典雅、恬静，让人心态平和，因此心情烦躁、易激动的人在装饰居室时可选蓝色；橙黄色能增加人的食欲，故厨房可选用橙黄色；粉色代表着温馨、浪漫，因此卧室中的窗帘、床单、被单等都可选择粉色。

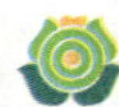

衣饰宜忌

服饰细节影响健康

衣着服饰对人体健康的影响，主要是与衣服的宽紧、厚薄、质地、颜色等密切相关。古今养生学家认为，服装宜宽不宜紧，并提出："春穿纱，夏着绸，秋天穿呢绒，冬装是棉毛。"内衣应是质地柔软、吸水性好的棉织品，可根据不同年龄、性别和节气变化认真选择。同时，要特别强调"春不忙减衣，秋不忙增衣"的春捂秋冻的养生原则。

夏天不宜赤膊

俗话说："一日赤膊，三日头缩。"为了贪图凉快，很多人夏天喜欢打赤膊。尽管人裸体时散热能力要比着衣时强很多，但还是不宜贪凉打赤膊。人体脏器都在胸腔之内，无论心、肝、肺，或者脾、胃、肾都非常娇嫩，喜暖怕凉。人体任、督两脉的穴位，都分布于人体躯干的中心线上，所以要特别注意保护，使外邪不能直接侵袭它们。

裤带不宜过紧

腰部是人体躯干的枢纽，裤带系得太紧，会使腰部长期处于紧张状态，对腰部血液循环产生不利影响，会使腰肌形成慢性劳损，还会影响腰肌、腹肌和骨骼的正常发育，使人常觉腰冷、腰痛、无力、不耐久坐久立等。

另外，如果将裤带系得太紧，会妨碍肠的正常蠕动，影响食物消化，甚至还会把肠子挤压到上腹部，压迫肝、胆、脾、胃等器官，妨碍血液循环，甚至影响整个腹腔脏器的正常运行，出现嗳气、上腹部饱满、下腹部胀痛、肛门坠胀等症状。

饭后不宜松裤带

人体内脏器官除需要靠韧带拉扯固定外，还需要一定的腹腔内压来支持。进食后，胃肠重量大大增加，这时候如果将裤带放松，就会使腹腔内压下降，减弱对胃肠脏器的支持，加重韧带的负荷。长此以往，韧带会因负荷过重变松弛，导致胃下垂，出现慢性腹痛腹胀等消化道症状。因此，平日裤带的松紧应该适度，饭后不要松裤带。

汗多亡阳，衣多伤身

衣服穿得过多过暖，必然导致自热出汗，汗水出得太多，不能保护体内必要的水分比例，会出现虚弱、头晕、疲乏、气喘、恶心、心慌等症状，严重时会出现脱水，发生生命危险。相反，如果衣服穿少一点，只要不超过人体调节体温功能的范围，反而有益，衣服穿得稍少一点，还能锻炼人体的抗寒能力，增强体质。一味求暖，不肯稍稍锻炼承受寒冷的人，久而久之，便无法适应冷暖变化，使体质变得柔弱不堪。

佩玉防疾病

中国素有“玉石之国”的美称，中医学称“玉乃石之美者，味甘性平无毒”，认为玉是蓄养人体元气最充沛的物质，所以玉石不仅被作为摆设、装饰之用，还被人们用来养生健体。

玉质地细润而坚硬，有光泽，略透明，具有特殊的光电、猫眼、星光、变彩等效应，是备受人们喜爱的装饰品。

玉在加工过程中，形成电磁场与人体发生谐振，使人头脑清晰、反应敏捷。所以中医学上说老年人佩戴玉器能防中风。玉器戴在人的身上和手上，与人的皮肤密切接触，玉所含有益微量元素被人体吸收，对人预防疾病、健康长寿非常有益。

沐浴养生

健康沐浴的方式

健康沐浴的方式分为以下三种：1. 全身浴。仰卧浸泡在浴盆或专门设计的矿泉浴池里，以水浸平乳头为佳。一般水温 38 ～ 42℃，入浴时间 10 ～ 20 分钟即可。2. 半身浴。半坐浴盆或浴池里，水面平脐或平腰，上身可覆盖大毛巾，避免身体受凉。3. 淋浴（喷浴）。淋浴有两点好处，一是预防交叉感染；二是对某些穴位有“按摩”作用。淋浴时，管口应该离皮肤约 20 厘米，逐渐移至 15 厘米，水温在 40 ～ 50℃，每次喷射 5 分钟，随后入浴 10 分钟。

沐浴需要注意的细节

日常生活中人们经常使用的肥皂有四种：1. 硬皂，含碱多，如洗衣皂；2. 软皂，含碱量在 25% 以下，如各种香皂；3. 过脂皂，不含碱；4. 药皂，添加了各种对人体有益的药物，如硼酸皂。

硬皂适用于油腻型皮肤的人，因为它泡沫丰富，去污力强；软皂、过脂皂适用于干燥型皮肤及婴儿；老年人皮肤含水量偏低，经常瘙痒，宜用含有石碳酸的药皂；油腻型皮肤和患痤疮的人可用含有硫磺的药皂；而硼酸皂则适用于婴儿。在使用肥皂沐浴时，不要擦得太厚、搓擦泡沫过多，以免对皮肤产生刺激。

水浴的养生作用

沐浴不仅能清洁皮肤，消除疲劳，还具有强身健体的作用。中医学认为：皮肤既要固密，让外界的邪气不易侵入人体内，又要汗孔疏通，使体内外的气体得到交换，机体气血和畅，才能维持皮肤的正常功能。经常沐浴可通畅气血，调精神，延年寿。不少长寿老人都有勤沐浴的习惯，而且大多从青壮年开始，常年坚持，终身不断。

所以，沐浴一方面清洁肌肤，洗去污垢；另一方面又可促进机体调节体温、神经系统活动、血液循环，从而提高机体活力，加快新陈代谢，增强皮肤的弹性和抵抗力。

足浴是保健良方

人的双脚分布有 60 多个穴位，有无数的神经末梢与大脑紧密相连，如果把双脚放到水温为 40 ～ 50℃的温水中，淹没到脚的踝部，浸泡 10 ～ 15 分钟，同时用双手缓慢、连贯、轻松地按摩双脚，就会刺激脚部的这些穴位和神经，从而扩张局部血管，加快血液循环，兴奋末梢神经。

如果长期坚持足浴，不但能促进气血运行，还能调节内脏功能、疏通全身经络，达到祛病驱邪、益气化瘀、滋补元气的目的，对神经衰弱引起的头晕、失眠、多梦等症状也有较好的疗效。

“血管体操”——冷水浴

洗冷水浴时，皮肤表面神经受到寒冷的刺激，使皮肤血管收缩，减少体内热量的散失；且由于血管的收缩，体内大量血液流入内脏和深部组织，既而又使皮肤的血管得到扩张，内脏血管的大部分血液又流向皮肤。同时，冷水浴者呼吸加深加快，心肌舒张、收缩功能增强，血管弹性和韧性加强，胃酸分泌增加，食欲大增，中枢神经系统的功能也会得到加强，从而有助于防止脑细胞的衰老和死亡。所以，人们把冷水浴称之为“血管体操”，对预防上呼吸道感染、风湿热、肾炎、关节炎及肥胖症等都有一定的作用。

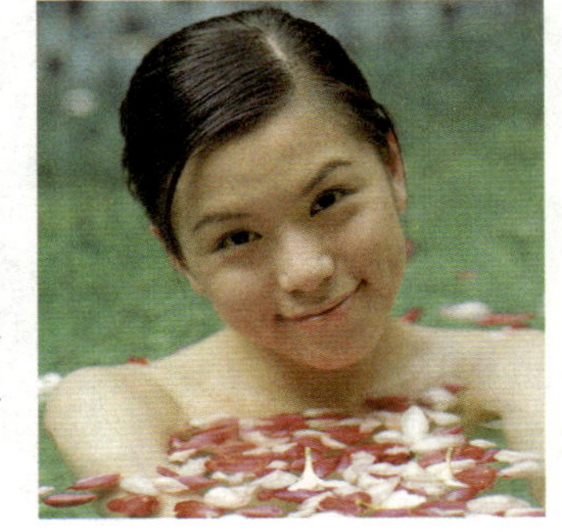

热水浴疗疾功效好

食欲不佳时，用热水喷头刺激胃部，待身体暖和后，再用20℃左右的水在胸口周边转圈喷水，每冲5秒就休息1分钟，如此重复五六次。

患感冒而不想吃药时，可将全身浸泡在一个大木桶内，尤其要注意双脚，浸泡至脚面发红或身上微微出汗为止。如能在水中放些盐或者醋，则疗效更佳。

风湿性腰部寒痛时，可利用桑拿浴产生的蒸汽，采用熏烘的方法治疗。具体操作方法是：平躺下来，使不断产生的热蒸汽熏烘腰际。长期坚持，可散寒止痛。

温泉浴的养生功效

温泉疗法一般每天一次或隔天一次，每次10～20分钟，15～30次为一个疗程，休息3～5天后再做第二个疗程，可适用于一期高血压、冠心病等心血管疾病；腰肌劳损、软组织损伤、肩关节周围炎等肌肉、关节病；肋间神经痛、坐骨神经痛等神经系统疾病；慢性支气管炎、支气管哮喘等呼吸系统疾病；慢性胃炎、胃溃疡等消化系统疾病。

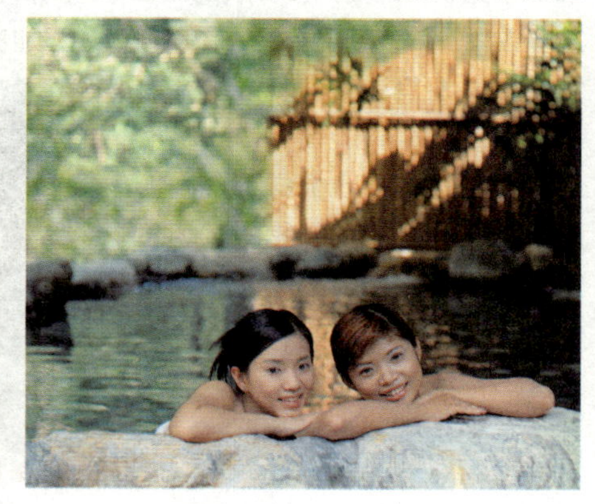

温泉水中含矿物质的特殊压力和浮张力，能促进血液循环，加速新陈代谢；同时，对感觉神经还能起到镇静止痛作用，缓解肌肉紧张，消除疲劳，使人感到温暖舒适。

芬芳养生——花瓣浴

在沐浴时，放上几朵鲜花或一些花瓣，能带给人身心的安抚与清新振奋的美妙感受。

不同颜色的花瓣也有不同疗效。红色可促进血液循环，使人变得热情、开朗；粉红色可稳定情绪，促进激素分泌，使心情变好；黄色能舒缓情绪，活化生命力，还有促进食欲的效果。玫瑰花瓣浴为最佳选择，具有抑制皮肤发炎的功效，最适合干性、敏感性肌肤使用。菊花的功效也不错，能够净化皮肤，改善肤质；还能凉血解毒，缓和头痛、头晕、眼睛疲劳及烦躁现象。

冬泳必须持之以恒

冬泳是对人们意志的磨炼和毅力的考验，切忌一曝十寒或三天打鱼两天晒网。

在冬泳前，要做一些必需的准备活动，如体操、打拳、慢跑等，活动一下肢体，待身体发热后再进行冬泳，但切忌运动过于剧烈而致大汗淋漓。

冬泳时间应依据气候和个人情况而定，切忌因短期内看不到效果而轻易放弃冬泳，或在取得一些效果后过早地放弃锻炼。总之，冬泳者须有水滴石穿的精神，长期坚持锻炼才能取得预期的效果。

日光浴的养生作用

日光里有红外线、紫外线。

红外线可透过人体皮肤到皮下组织，使血管扩张，促进血液循环和新陈代谢，还能提高人体调节中枢的灵活性，增强机体的耐热性；紫外线能使皮肤的麦角固醇转化为维生素 D，维生素 D 能促进人体对食物中钙和磷的吸收，有助于预防或延缓老年人因缺钙而导致的骨质疏松症。

紫外线可使射入皮肤内的光线变为热量，刺激汗腺出汗而散热，保护深部组织免受过热的刺激。而且，紫外线还有很强的杀菌力，能增强皮肤的抗病能力。因此，日光浴具有保健作用。

日光浴的具体方法

日光浴的方法通常有两种：一种是专门进行日光浴锻炼，另一种是结合劳动锻炼。

进行日光浴时，可只穿内衣，使皮肤能直接接受到阳光的照射。可采取卧位或坐位，坐位时可先晒下肢和背部，后晒上肢和胸腹部；注意不要让阳光直射头部；卧位照射的顺序最好是先俯卧，次左侧卧，再仰卧，后右侧卧，各个姿势照射的时间要大致相同。也可在静坐或静卧的基础上，结合健身运动、广播体操、太极拳等，力求做到动静结合，身心共养。

宝宝日光浴的注意事项

日光浴时不能让孩子着凉。可以先在室内打开窗户，然后逐步地过渡到室外晒太阳。

要注意选择晒太阳的时间。夏季不可暴晒，以免阳光灼伤孩子皮肤，为日后皮肤癌的发生打下不良基础；冬季仍可坚持，可选阳光充足的中午在室内或向阳避风处进行。可分段暴露身体的局部，亦可短时间全裸。

日光浴后要及时擦汗、洗澡、换内衣；同时要及时地补充水分，可喂凉白开水，也可喂稀释的果汁。孩子生病时或湿疹严重时不宜做日光浴。

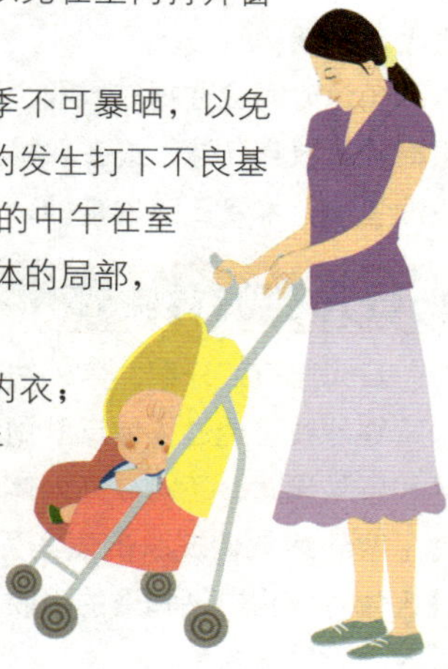

空气浴的养生作用

空气浴主要是利用外界环境温度低于人体皮肤温度，刺激机体的各种生理功能，以及优越环境中的高含量氧气、负离子及紫外线等对机体的作用而实现的。反复的冷刺激能使血管的舒缩功能更趋完善，缩短收缩时间，加快扩张过程，促进皮肤、黏膜的血液循环。

此外，处于兴奋状态的机体，造血器官与免疫功能均受到刺激，得到加强，不但提高了机体的耐寒能力，而且强化了机体的应变能力和抗病能力。

空气浴的最佳时段、环境、温度和方式

❶行浴时间最好在早晨 7 点左右，因为此时空气中灰尘杂质与有害成分较少，空气凉爽，对机体的兴奋刺激明显。

❷进行空气浴的最佳环境应选择到空气洁净新鲜的处所，如山村、田野、树林、河边、湖边等处。

❸气温在 20 ~ 25℃称为凉爽空气浴，一般在夏季清晨进行；气温在 12 ~ 19℃称为微冷空气浴，多在春秋季节进行；气温在 6 ~ 11℃为寒冷空气浴。

❹专门进行的冷空气浴，可身着短衣短裤，在户外或在通风良好的室内接受空气浴，一般要配合进行适当的体育活动。

冷空气浴注意事项

冷空气浴要循序渐进，锻炼时，可先在 15 ~ 20℃的温度下进行，习惯后逐步过渡到冷空气浴。冷空气浴最适宜的时间是有太阳照射时，因为此时空气稍暖且含紫外线，可结合进行日光浴。在有微风及温度极低时，应同时进行体育热身运动，避免体温过度降低。大风或大雾天气，或有皮肤创伤及开放性损伤伤口未愈合者，不宜进行冷空气浴。

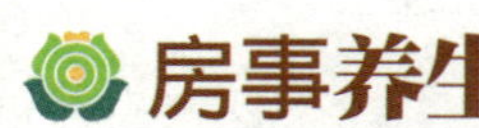

房事养生

适度房事的好处

《三元延寿参赞书》中说:"一阴一阳之谓道,偏阴偏阳之谓疾。"自然界中有阴有阳,两者既相互独立,又相互结合,人也如此。男性为阳,女性为阴,房事就是阴阳结合。

《素女经》中称:"今欲长而不交接,神气不宣布,阴阳闭隔,何以自补?练气数行,吐故纳新,以自助也。玉茎不动,则辟死其舍,所以常行,以当引导也。"《三元延寿参赞书》曰:"人能一月再泄精,一岁二十四泄,得寿二百岁。"意思是房事要适度,防止施精频率过高,如此才能强身健体,延年益寿。

节欲要科学

首先,对房事要有一个正确的认识,一般人房事过度会对身体健康造成不良影响,应学习相关的房事养生知识,尽量减少纵欲的危害。

其次,夫妻应尽量分床睡,有意克制欲望;男性不宜穿过紧的内裤,以减少性刺激;同时,还要抵制黄色书刊和录像,避免这些不健康的书刊、录像激发性欲。

此外,还要积极参与到工作、学习和体育锻炼中去,使自己的生活充实起来,转移自己的注意力。

适度的房事次数

《素女经》中说:"人年二十者,四日一泄;年三十者,八日一泄;年四十者,十六日一泄;年五十者,二十一日一泄;年六十者,即当闭精,勿复更泄也。若体力犹壮者,一月一泄。凡人气力自相有强盛过人者,亦不可抑忍;久而不泄,致痈疽。若年过六十,而有数旬不得交接，意中平平者，可闭精勿泄也。”可见中医对房事次数早有研究。

随着医学的发展，我们更清晰地认识到节制房事需具体情况具体分析。较为年轻、身强力壮者，可一周进行三四次房事，甚至一天1次都不为过；年龄较大、身体虚弱者，则要适当节制房事，如一周1次，半月1次，甚至一月1次等。

房事过度有碍健康

中医养生学家认为，房事过度会导致精液消耗过度，使人体内精液过少，影响人体正常生理功能。《三元延寿参赞书》中认为：“欲多则损精。人，可宝者命，可惜者身，可重者精。肝精不固，目眩无光；肺精不交，肌肉消瘦；肾精不固，神气减少；脾精不坚，齿发浮落。”可见，房事过度的危害还真不小。

房事也是一种运动，需消耗大量的体力和精力。若房事过度，人体就会消耗过多的体力和精力，导致浑身乏力，精神不济，且还可能导致人体性器官功能出现衰退，导致阳痿、早泄等。

叩齿咽津与翕周的功效

每日清晨起床后叩齿100次，然后用舌舔上腭及舌下齿龈，含津液满口后再频频咽下，意送至丹田，此谓“叩齿咽津”。翕周即收缩肛门，吸气时将肛门收紧，呼气时放松，如此一收一松为一次，每次连续做50次，可滋阴降火，固齿益精，能防治性功能衰退。

按摩涌泉可强肾

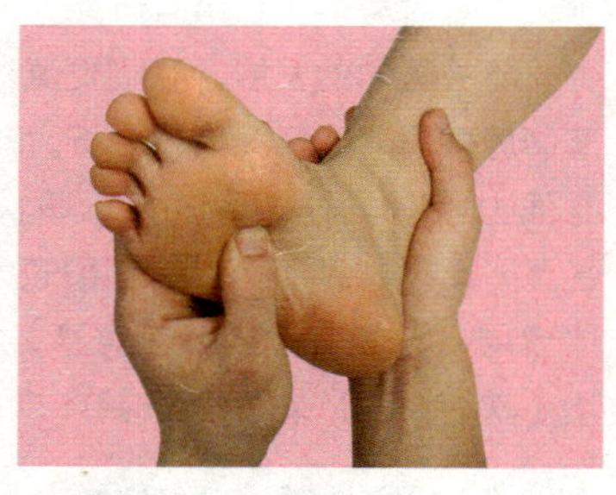

肾在“五行”中属水，水为生命之源。肾经起于足小指，“涌泉”是肾经的第一穴，在脚掌的前三分之一处。水如泉涌，人的生命力才会旺盛，泉水枯竭则人的生命也会结束，因此肾经与涌泉穴在传统养生中占据重要位置，经常按摩涌泉穴，对肾的保健大有好处。

每天临睡前，先用热水泡泡脚，再将两手互相搓热后，用手心按摩足心，每次按摩 100 下，可强肾滋阴，交通心肾，引火归元，对失眠、遗精等有良效，对中老年人常见的虚热证也有较好效果。

把握最佳的生育年龄

中医一直提倡晚婚晚育，认为生育过早，女性精血会被大量损耗，导致体内正气虚衰，甚至还会影响女性再次受孕。同时，较早生育不仅会损害男女自身的身体健康，还会导致胎儿先天不足，给下一代带来不利影响。

当然，也不宜过晚生育，否则也会对男女身体健康及胎儿造成不良影响。一般来说，男性婚育的最佳年龄宜在 25 ~ 28 周岁，女性生育的最佳年龄在 21 ~ 28 周岁。

重视房事中的“七损”

什么叫“七损”呢？在马王堆汉墓出土的竹简医书《天下至道谈》说 :“一曰闭，二曰泄，三曰竭，四曰勿，五曰烦，六曰绝，七曰费。”即一损是指性交时阴茎疼痛，精道不通，这叫内闭。二损指性交时大汗淋漓不止，这叫阳气外泄。三损是说性生活不加节制，徒使精液虚耗，称为“竭”。四损是说行房时阳痿不举，故曰“勿”。五损指交接时呼吸梗促，心中懊恼，这就叫烦。六损是说在女方根本没有性冲动时，男方性情急躁，甚至态度粗暴，强行交合，这样的性生活自然极不协调，不仅损害其身心健康，还会影响胎儿的优劣，给下一代造成危害，因而叫“绝”。七损是指交接时急速图快，徒然耗散精气而已，所以叫做“费”。

重视房事中的“八益”

什么叫做八益呢？《天下至道谈》上说：“一曰治气，二曰致沫，三曰知时，四曰蓄气，五曰和沫，六曰积气，七曰持赢，八曰定顷。”即一益是指性交之前应先练气功导引，导气运行，使周身气血流畅，故曰“治气”。二益是说舌下含津液，不时吞服，可滋补身体，叫做“致沫”。三益是说要善于掌握交合的时机，这就叫做“知时”。四益即蓄养精气，做到强忍精液不泄。五益是指上吞唾液，不含阳液，双方在交合中非常协调。六益是说交合适可而止，以便积蓄精气。七益是说交合之时留有余地，保持精气充盈，做到不伤元气，叫“持赢”，即持盈。八益是说两性交合时，男方不要恋欢不止，称为“定顷”。

由此可见，正确运用“八益”可达到性生活的和谐。

双掌摩腰温肾摄精

取坐位，两手掌贴于肾俞穴，中指正对命门穴，意守命门（第2腰椎棘穴下），双掌从上向下摩擦40～100次，使局部有温热感。此法有温肾摄精之效，对男子遗精、阳痿、早泄及女子虚寒带下、月经不调等有防治效果。

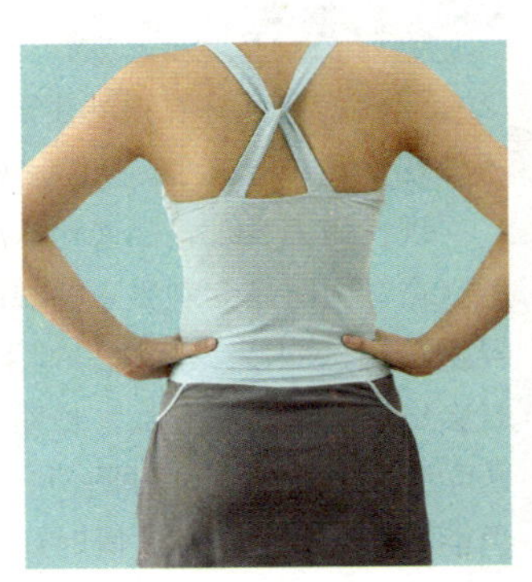

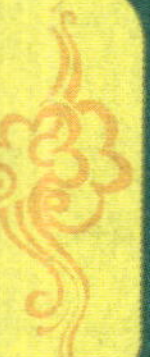

精神养生细节

阴阳平衡，养心安神

休憩养生

睡眠是天然的“补药”

中医学《养生三要》中说：“安寝乃人生最乐。古人有言，不觅仙方觅睡方……睡足而起，神清气爽，真不啻无际真人。”

人一生有 1/3 的时间是在睡眠中度过的。睡眠能把一天活动所消耗的能量补回来，为次日活动储备新的能量。良好的睡眠能消除全身疲劳，使脑神经、内分泌、体内物质代谢、心血管活动、消化功能、呼吸功能等得到休整，促使身体各组织生长发育和自我修补，增强免疫功能，提高对疾病的抵抗力。因此说睡眠是天然的“补药”，当之无愧。

适宜睡眠的光线

清代的曹庭栋在《养生随笔 · 安寝》中称：“就寝即减灯，目不外眩，则神守其舍。”也就是说，睡觉的时候要减暗灯光。

现代研究发现，强光对人的大脑会产生强烈的刺激，易导致大脑兴奋，同时还会刺激人的视网膜，使其产生神经冲动，诱发大脑异常活跃，让人无法入眠。如果一个人连续三天在强光照射下睡眠，就会出现神经系统紊乱，长期下去甚至会引起精神失常。所以，中医学睡眠养生认为，睡眠时，要“卧房门悬幕”，即睡眠时悬挂深色能遮挡光线的窗帘，同时还要熄灯睡觉。

温度影响睡眠

人体自身的温度、环境的温度都会影响人类的正常睡眠。

正常的人体温度为 36 ~ 37℃，因此一旦出现发热症状，我们就无法正常睡眠。所以保证正常的体温是良好睡眠的前提。

大气的温度也会影响睡眠。夏季气温高，人体表面潮热，人会感到烦躁而失眠；而冬季过于寒冷，人会神经兴奋，从而失眠。研究表明，人处于 21 ~ 24℃的环境中，会感到舒适，更有利于睡眠。

讲究睡姿益健康

好的睡眠姿势能促使周身气道通达，血络顺畅，调气养神，濡养脉络，对人们消除疲劳很有帮助。那么哪种睡姿有益健康呢？

❶仰睡不利于肺部气血运行，损伤肺功能。

❷俯睡会使人胸部憋闷。

❸枕臂而睡会使人上臂的桡神经受到压迫，导致前臂、手腕、手指酸麻。

❹半侧卧。《备急千金要方》说："屈膝侧卧，益人气力，胜正偃卧。"主张以侧卧为宜，即"半侧卧"。"半侧卧"睡姿会使周身部位放松、气血顺畅、脏腑通达，因此是睡眠姿势中最好的一种。

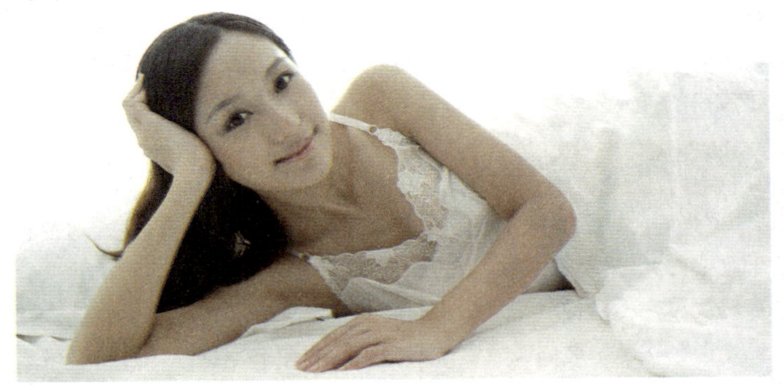

音乐改善睡眠

清代医学家吴尚先曾说："七情之病，看花解闷，听曲消愁，有胜于服药也。"经常听音乐，音乐能通过其节奏、旋律、音色、速度、力度等影响到人的内心。常听舒缓的民乐、轻音乐，可使有睡眠障碍的人情绪平稳、放松。经过音乐调节，失眠者因失眠造成的精神压力也会逐渐减轻，精神状态也会日趋好转，睡眠质量得到改善。

睡前不宜饱食

《彭祖摄生养性论》说："饱食偃卧，则气伤。"《抱朴子·极言》说："饱食即卧，伤也。"《黄帝内经》也说："胃不和则卧不安。"均认为不宜在睡前吃太多。

这是因为，睡眠时人体消化功能减弱，吃多会加重消化系统的负担，使睡眠不深。相反，则能尽快入眠，又不会导致肥胖的发生。民间流传的"少吃一口，舒坦一宿，多吃一口，半夜不宁"，无疑是有一定道理的。

噩梦可能预示疾病

《黄帝内经·灵枢·淫邪发梦篇》认为疾病导致人体组织内生化改变，破坏了体内血清的平衡，这种疾病初起的微弱信息，大脑白天无暇顾及，却能在睡眠中有所反映。因此，重复出现的噩梦常是疾病的征兆。

先睡心，后睡眼

"先睡心，后睡眼"是历代养生家都强调的睡眠养生法。《备急千金要方》中说："凡眠，先卧心，后卧眼。"指出睡前当摒除所有喜怒忧思，将精神尽量放松，安静躺着，使内心恬淡虚静，让大脑处于抑制状态，然后慢慢合上双眼，随即酣然入梦。只有将情绪放松，赶走心中一切思虑，才能真正渐渐入睡。清代初期著名养生学家石成金先生在《长生秘诀》中说："凡睡下就要一心安慰思睡，不可又复想其他事务，只'先睡心'三个字，即是极妙睡功。"

睡眠方位要选好

一年四季气候有不同变化，因此，睡眠方位也应随时改变。

首先，四时除冬季外，要避免北向寝卧。北方属阴，是阴中之阳，而头是诸阳之会，头部朝北，阳气会为阴气所伤。其次，要按季节定寝卧方向。《备急千金要方·道林养性》中说"凡人卧，春夏向东，秋冬向西。"意思是说，春夏季节人们就寝应头向东方，脚朝西方；而秋冬季节则头向西方，脚朝东方。

中医也认为，春夏二季属阳，阳气旺盛，东方属阳，主升，头向东方是顺应时节，应生发之气而固阳；秋冬二季属阴，阴气上升，阳气潜藏，西方属阴，故头应向西方，可滋阴。

睡前洗脚的好处

中国民间素有"睡前一盆汤"的习惯做法及"春天洗脚，升阳固脱；夏天洗脚，除湿祛暑；秋天洗脚，肺润肠濡；冬天洗脚，丹田温灼"的说法。

中医认为，人体的五脏六腑在脚上都有相应的投影，连接人体脏腑的 12 条经脉，其中有 6 条起于足部，故脚是足三阴之始，足三阳之终，双脚分布有 60 多个穴位与内外环境相通。若能坚持在睡前用热水洗脚，可刺激这些穴位，促进气血运行、调节内脏功能、疏通全身经络，从而祛病驱邪，益气化瘀，增强机体免疫力和抵抗力，滋补元气，强身健体，延年益寿。

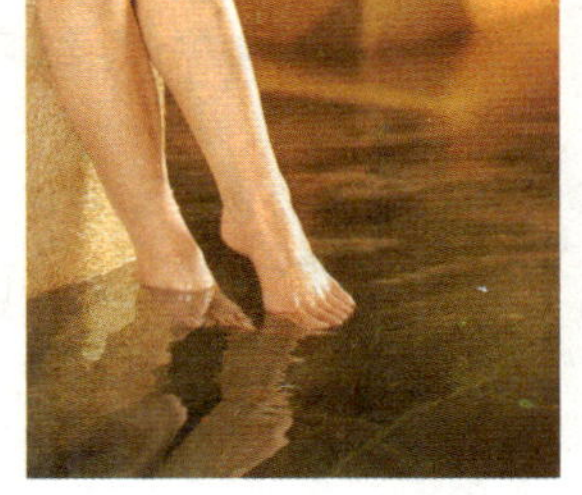

练太极平衡阴阳

中医认为，经常练太极拳可加强肾的藏精、保精功能，并能调节内分泌，改善阳痿、遗精、腰腿酸软等状态。因此，通过练习太极拳，不仅能改善阳痿、遗精、腰腿酸软，也能改善体虚肾亏引起的失眠、多梦等症状，明显提高睡眠质量。而且，太极拳的练意养神还能调整神经功能活动，对镇静高度紧张的精神状态、平衡阴阳有意想不到的作用。

可见，练太极拳既能有效改善睡眠，又能防治疾病，是中老年人养生保健的上乘方法。

迎风而卧易致病

中医认为，风是六淫邪气之一。睡觉的时候，如果对着风口，最容易遭到邪气的侵袭，导致疾病。尤其在夏季，很多人贪凉而对着风睡觉或电风扇彻夜不停，更易因此而引起面瘫、偏瘫等。孙思邈在《孙真人卫生歌》中提出："坐卧防风来脑后，脑内入风人不寿。更兼醉饱卧风中，风才着体成灾咎。"所以说，睡眠时一定不可迎风而卧。

赖床可能引发疾病

赖床会扰乱人体内生物钟的时序，使脑垂体分泌的激素水平出现异常波动，致使白天激素水平上不去，夜间激素水平下不来，使大脑兴奋与抑制失调，结果夜晚失眠，白天兴奋度减低，心绪杂乱、疲惫。

经过一个晚上的睡眠，清晨 7 时左右，腹中基本已消化完前一天的食物。此刻，大脑已发出"饥饿信息"，如赖床不起，便会打乱胃肠功能规律，时间一长，极易诱发胃炎、溃疡病及消化不良等病症。

劳逸适度保健康

劳逸适度指人们要将体力劳动、脑力劳动与休闲、睡眠配合得宜。过劳或过逸都会伤身耗神，对健康造成伤害。因此，葛洪《抱朴子·内篇》说：“不欲甚劳，不欲甚逸。”孙思邈在《千金翼方》中也说：“养生之道，常欲小劳。”

进行适度的劳动和体育锻炼，可增强脏腑的功能，促进气血的运行，提高人体的免疫力，使人精力旺盛；而劳动后进行适当的休息，可缓解疲劳，为人体进行各项生理活动补充充足的能量，还能提高人体抵御外邪的能力。

怎样做到劳逸适度

首先，要注意体力劳动和脑力劳动相结合。不要只注重体力劳动而忽略脑力劳动，否则只会“四肢发达”，造成“头脑简单”；但也不要只注重脑力劳动，忽视体力劳动，那样大脑虽然得到开发，但是身体却“抛锚”了。其次，把握多样性的休息方式，还可散步、聊天、唱歌、下棋，也可适当增加睡眠。总之，不论脑力劳动还是体力劳动，都要做到统筹化，安排一个合理的秩序，如此才能轻松快捷地完成任务，又不会太辛劳。

过度安逸不是保健之道

中医认为：“逸则气滞。”太过安逸，人的肌肉筋骨活动减少，人就会气血迟滞，进而脾胃运化功能减弱。脾胃是后天之本，气血津液生化之源，随着脾胃运化功能的减弱，将减少气血津液的生成。在人体生命活动中，气血津液是物质基础。一旦减少，各个脏腑组织器官的功能活动势必随之减弱，筋骨肌肉日久不用，必然会衰弱，致使全身出现疲乏无力、饮食减少、精神萎靡、肢体软弱消瘦或肥胖臃肿、时常喘息、流汗、心悸气急等症状。

如何消除脑疲劳

脑疲劳的产生主要是由于用脑过度，或因患有五脏六腑、四肢百骸的疾病而严重影响脑功能的正常发挥，如颈部气血不畅，对营养物质的输送就会造成困难。须知，大脑疲劳容易，恢复却很缓慢。如果出现了脑疲劳现象，应放松身心，学会科学用脑，做到劳逸适度，并注意饮食与睡眠，也可以做一些脑部运动来缓解和消除大脑的疲劳。

久行易伤筋

《养生书》说："久行伤筋，劳于肝""足受血而能步。"气血是人体运动的物质基础，然而过度行走、运动，不仅会耗伤气血，也会损伤筋骨，引起多种神经、骨骼、肌腱的疾病。因此适度行走有益于健康；过度疾走，就会适得其反，对身体不利，更谈不上养生。因此，平时最好不要久行，行走一个小时左右要坐下休息一段时间，待身体充分恢复后再行走。

久立易伤骨

《养生论》说："久立伤骨，损于肾。"人保持直立姿势，必然使腰部肌群紧张，"腰为肾之府"，久站会引起腰肌劳损、下肢静脉曲张等疾病，甚至导致股骨头坏死等重症。

长期从事站立工作的售货员、理发师等，每天站立时间较长，常会感到筋疲力尽、腰酸腿痛，容易发生驼背、腰肌劳损、下肢静脉曲张等疾病。

久视易伤血

"目受血则能视""五脏六腑之精皆上注于目"，用眼过度，易伤耗精血，生虚火，由此导致口干、目赤、尿赤、头痛等虚火上升

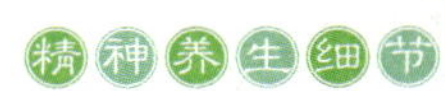

症状，这种情况对老年人来说尤为普遍。老年人气血本来就不足，如果再过度用眼，更易引起头晕眼花，因此 60 岁以上老人一次用眼不宜超过 1 小时，此间还应休息 5 ~ 10 分钟，平时也要经常按摩眼部穴位进行保健。

久卧易伤气

明代名医张景岳说：“久卧则阳气不伸，故伤气；久坐则血脉滞于四体，故伤肉。”长期卧床不起，会使机体松懈，其应激性、抗病力等一系列功能降低，易导致低血压、贫血、营养不良、下肢静脉血栓等疾病，严重者还会危及生命。因此，经常卧床休息的人，也应适当下床活动，或做些家务，或出外散步等。

一日三餐是补脑关键

补脑最重要的是一日三餐。

早餐一定要吃好，一日当中上午的工作、学习效率最高，早餐质量的好坏直接影响到工作和学习的效果；午餐一般热量较高，主食应多样化且要粗粮与细粮搭配，副食除了肉、蛋类外，还需多吃一些动物内脏。另外要多吃鱼，尤其是鱼头，它是补脑佳品；晚餐与午餐差不多，但花样得调剂，为避免晚餐后的困倦感，口味应比午餐清淡，且不宜吃得过多。

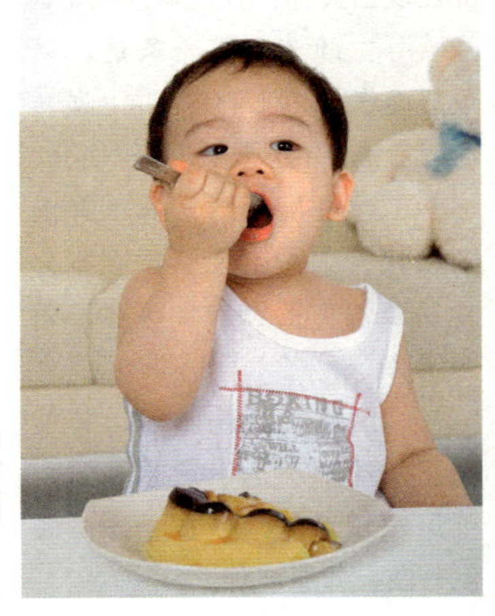

此外，平时还应适当增加补脑健脑的食品，如红枣、核桃、芝麻、鸡蛋、海产品等。

情志养生

“七情”对养生的影响

中医将喜、怒、忧、思、悲、恐、惊称之为七情。人的喜、怒、哀、乐是内外环境刺激身体感受器官如视觉、听觉、触觉、嗅觉等引起冲动，并通过传递神经，将冲动传到大脑皮质所作出的反应。大脑皮质的反应表现在将信号通过神经传递到丘脑和脑垂体，使之分泌多种物质，经血液输送到全身各个部位。

如果情绪刺激过分强烈，超过了调节系统的负荷，就会使人体内、外环境的相对平衡遭到破坏，从而引发疾病。

“七情”与脏腑的联系

情绪变化是正常的，但是突然的、剧烈的或长期的精神刺激，则损伤所属之脏腑。

暴喜过度，则可使心气涣散，以致不能上奉心神、神不守舍，而表现出失神、狂乱等症候，即喜伤心。

肝主疏泄，喜于条达，因过怒而伤肝，则可使气冲上逆，血随气涌，并走于上，即怒伤肝。

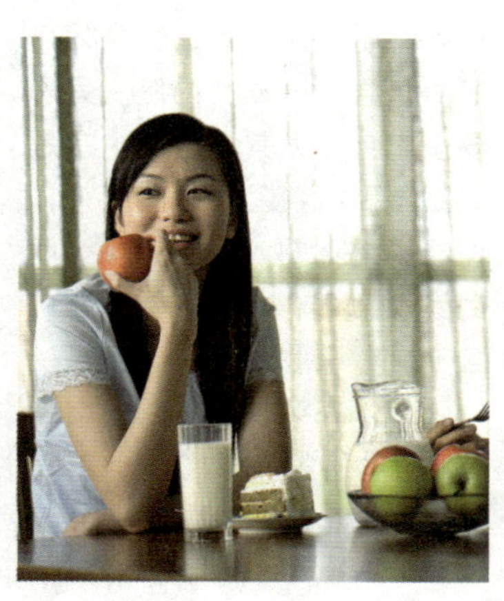

思虑过度，则伤脾，脾伤则运化无力，出现胸闷腹胀、食滞难消、不思饮食等症，即思伤脾。

过度悲忧耗伤肺气，肺气削弱，抑郁不达，意志消沉，可见气短乏力、精神不振、面色苍白，即悲伤肺。

一情可伤及多脏

中医认为，情志异常不仅可伤及所属之脏腑，且能伤及多个脏腑。由于机体各脏腑之间是相互联系，相互影响的，所以一情可伤及多脏，一脏也可被多情所伤，如心、脾二脏皆可病于思；心、肺二脏皆可病于喜；肝、胆、心、肾四脏皆可病于怒；心、肝、脾、肺四脏皆能病于忧；心、肾、肝、脾四脏皆可病于恐；肝、肺、心三脏皆可病于悲；肝、胆、心、胃四脏皆可病于惊等。

环境与心理健康

现代社会，工作、生活节奏紧张，失业率剧增，犯罪率上升，流行病、环境污染加重。流行病学的研究指出，紧张的社会事件，如战争、空袭、迁居异地以及人们社会地位的改变，与高血压病、溃疡病、脑血管意外、心肌梗死、糖尿病、癌症等发病率的增加都有一定的关系。实验研究证明，在受到社会因素刺激，引起愤怒或痛苦时，由于动脉外周阻力增加，可使舒张压明显升高；在引起恐惧时，由于心脏输出量增加，可造成收缩压升高。可见人的心理健康无时无刻不受到外在环境的影响。

“七情相克”可治病

中医理论不仅认为七情会致病，还根据阴阳五行相生相克原理，提出了情志相克，用七情治病的理论。按照中医学原理，肺、肝、肾、心、脾五脏其性分别属金、木、水、火、土。人的脏腑、情志与五行相配，即悲属肺金、怒属肝木、思属脾土、恐属肾水、喜属心火。

所谓相克就是表示事物间相互克制、相互制约、相互对立、相互抗争和相互控制的关系，五行相克按木、火、土、金、水的顺序，相关为“克”，即木克土、土克水、水克火、火克金、金克木。

过度悲伤影响免疫力

悲伤太过、紧张过度等不良心理因素，可以通过类固醇作用，使胸腺退化，造成免疫性T淋巴细胞成熟障碍，抑制免疫功能。有人做过丧偶老人在丧偶前后人体的细胞免疫功能的比较，结果发现，老人在丧偶后相当一段时间内，免疫功能较丧偶之前明显下降，有的甚至在一年之后也不能恢复到丧偶前的状况。可见过度悲伤对人体的免疫功能影响是相当大的。

生物反馈可应对精神紧张

由于工作、生活上种种难以解决的矛盾，人们经常感到身心处于紧张状态。因而借酒消愁或者求助于药物，其实是不能真正解决问题的。

生物反馈训练是利用不同的生物反馈信号，如呼吸、肌电反馈等，来对患者进行放松训练，恢复体内相对平衡，以达到治疗焦虑的目的。

生物反馈训练不是外来的干预因素，它可以学会随意控制基本生理功能，可以使自己的体温降得很低，心率变得很缓慢，所以说，生物反馈是最有希望的应对精神紧张的有效方法。

嫉妒可以引起生理变化

生理心理学的研究发现，在人的下丘脑边缘系统及邻近部位，存在着“痛苦”与“快乐”的情绪中枢。

嫉妒会刺激痛苦中枢，造成人体内分泌系统的紊乱，肾上腺素分泌增加，消化腺活动下降，肠胃功能失调，外周血管收缩等，从而出现相对的躯体症状，如胃痛、背痛、纳少、皮肤及肌肉松弛等。

怎样克服嫉妒

正常人的嫉妒心理是可以通过教育、说服或提高认识来加以纠正的。其方法如下：

第一，升华作用。将不良的行动或欲望导向比较崇高的方向，具有建设性，有利于社会及本人时，便会产生升华作用。

第二，知己知彼。发现他人的长处和自己的短处，以及他人的不足和自身的优势，做到知己知彼，方能不被“妒虫”侵蚀心灵。

第三，心理置换。设想被嫉妒者若是自己最亲近的人，或将自己设想为被他人嫉妒并遭受冷遇和打击的人，意识到嫉妒的恶果，从而达到自我反省的目的。

适度紧张有益健康

中医认为，适度紧张可调动机体正气，增强抗邪能力，“正气存内，邪不可干”，从而可以预防多种疾病的发生。

从现代医学角度分析，适度的紧张实质是机体在进行一次总动员，使肾上腺素分泌增强，心跳加快而有力，向大脑和相关的组织器官供给更多的养料和氧气，从而提高大脑和相关组织器官的工作效率，与此同时，机体的免疫系统也在进行总动员，处于戒备状态，从而提高机体的免疫能力。紧张也有一个适应过程，演员比观众的紧张度小是他们长期苦练，身心已经适应的缘故。因此，适度的紧张有益于健康。

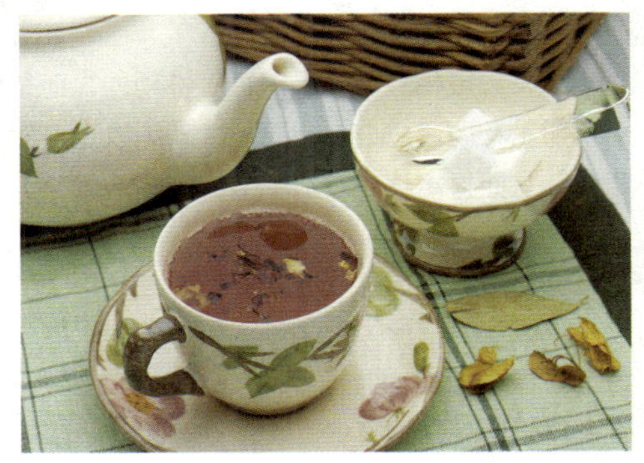

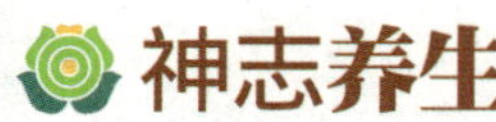

神志养生

精、气、神的三位一体

精、气、神三者的关系是神由气生，气由精生，神又反过来统御人体的一切生命活动。精是生命的物质基础,气是精的功能状态，神则是这种功能状态最高级、最集中的表现形式。三者实为一体，密不可分。

中医认为“精藏于肾”，肾主管精的制作与封藏，肝主管精之疏泄。肾精充盈与否，反映在机体功能特点和形态特征上的不同，左右着人体寿命的长短。肾精充盈，则精神健，形体强，睡眠安，饮食香，表示生命过程的旺盛。

天人相合保精神

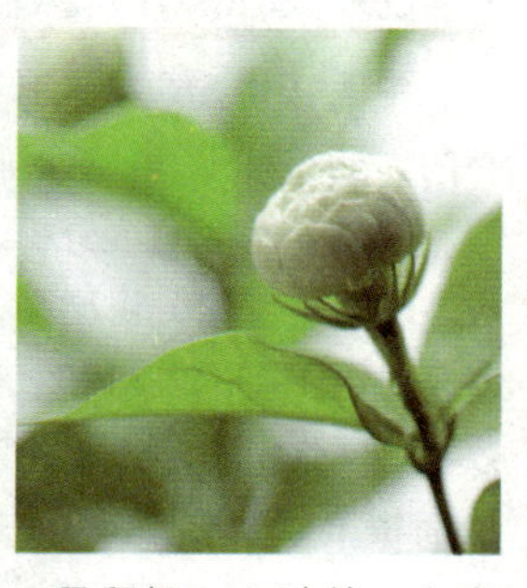

人类生活在自然界中，自然界存在着人类赖以生存的必要条件，同时自然界的变化又直接或间接地影响人体，使人体相应地产生反应。属于生理范围的，即是生理的适应性，超过了这个范围，即是病理性反应。

人与天地相应，不是消极、被动的，而是积极、主动的。人类不仅能主动地适应自然，更能主动地改造自然，不断地与自然进行调适，从而提高健康水准，减少疾病的发生。

形神统一方能养生

中医认为，形为神之母，无形则神无以生。明代著名医家张景岳也强调：“善养生者，无不先养此形，以为神明之宅。”说明人的生命体是精神、情绪的物质基础，离开了人的形体，就不可能产生

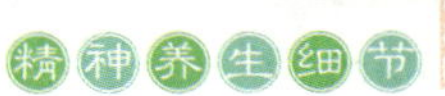

人的意识和思维活动，而且精神情绪出现各种好坏变化也与形体的功能密切相关。所以形体健壮则精神饱满，形体虚弱则精神不振。

阴阳平衡保健康

在活动的过程中，由于新陈代谢的不协调，可导致体内某些元素的不平衡状态，有些元素的积累超量，有些元素的含量不足，这都容易致使疾病发生。一些非感染性疾病，与人体元素平衡失调关系密切。当今世界，危害人类健康最大的心血管病和癌症，都与体内物质交换失衡密切相关。

究其原因，都是阴阳失调引起的。因此，在不同的年龄段，根据不同的特点，调整饮食结构，补充微量元素，维持体内各种元素的平衡，将会有益于健康。

科学缓解精神疲劳

◆**睡眠** 睡眠是保护大脑、恢复体力和精力的最佳手段。

◆**体育锻炼** 锻炼能够有效转移思维紧张，提高人体的活力和精力，提高应对复杂工作时的适应能力。

◆**理疗** 采用理疗治疗精神疲劳需要一定的专业治疗环境，如静电浴、高压氧治疗和溴离子导入，其中以高压氧治疗最为有效。

◆**辅助药物** 在迫不得已的情况下，治疗精神疲劳时才配合使用一些药物，并仅限于辅助治疗。

◆**食物搭配** 一方面是选取自己平时爱吃的，另一方面是注意摄取高蛋白质、高糖类以及富含钙、磷、维生素 B_1 和维生素 C 的食物。

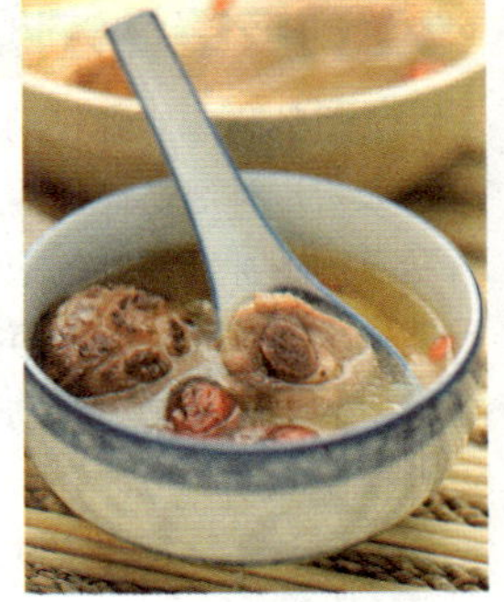

怎样做到少思寡欲

少思寡欲即内心少忧虑，善于摒除各种私欲，做到“恬淡虚无”“清静无为”。但人处在纷乱、曲折发展的社会中，面对复杂的社会环境、社会文化生活、各种风俗习惯、人口结构等的改变，尤其是快节奏的紧张工作、环境污染、竞争加剧、犯罪、吸毒、酗酒、老龄化等社会现象的干扰，忧患、悲伤、喜、怒、哀、乐都是难免的，关键是要善于控制，及时排解，尽量做到“志闲而少欲，心安而不惧，形劳而不倦”。

良好性情可以提高抵抗力

现代医学研究证明，性情受大脑皮质植物功能区、大脑边缘系统、下丘脑和脑干网状结构、中枢神经系统控制和调节，这四个部位正好是人体各内脏和内分泌腺体活动的控制者。因此，对外界事物的不同心理反应，也同时影响内脏、腺体、内分泌以及肌肉组织等系统的活动。

所以良好的性情能使人心理状态平衡，保持机体内环境的稳定，有助于提高人体的免疫功能和整体抗病能力，有利于身体健康，保持人体生理功能正常运转，增强对疾病的抵抗力。

生物反馈治疗顽症痼疾

大量的临床实践证明，运用生物反馈治疗顽症痼疾，疗效显著。

如治疗神经肌肉疾病，其中包括中风后半身不遂、大脑性瘫痪、脊髓及周围神经肌肉的损伤、痉挛性斜颈和面肌抽搐等，经过生物反馈技术训练后，可使瘫痪的肢体恢复如常。对生理失常，包括房性早搏、心房颤动、心动过速等进行生物反馈治疗，可使患者有意识地控制心率和心律，能取得一定的成功。另外，对遗尿、大便失禁、癫痫、偏头痛、某些皮肤病患者也有一定的疗效。

适度运动增强神经系统的稳定性

人体脏腑组织的功能要依靠神经系统，尤其是中枢神经系统的调节才能正常发挥作用。中枢神经系统则需要不断地接受来自外部的各种生理刺激，以保持其紧张度和兴奋性，从而维持调节功能的正常。适当的运动有助于保持和增进大脑的工作能力，缓解脑力劳动带来的疲劳，能锻炼神经系统对疲劳的耐受能力，增强大脑兴奋与抑制过程的转化能力，从而加强神经系统的稳定性，提高人的反应性和灵活性；使人精力充沛，思维敏捷，情绪乐观。

“有氧代谢”调节身心

有氧代谢运动是指人体在氧气充分供应的情况下进行的体育锻炼，特点是强度低，有节奏，持续时间较长。要求每次锻炼的时间不少于1小时，每周坚持3～5次。常见的有氧运动项目有：步行、慢跑、滑冰、游泳、骑自行车、打太极拳、跳健身舞、做韵律操等。

节欲以安神

日常生活中如何节欲？最根本的一条就是要“心诚意正”，即要加强道德修养和意志锻炼，培养良好的性格，用意志控制自己。一旦遇到不如意之事，首先从养生的大道理上考虑，用理性克服情感上的冲动，使七情不致过激，自然“思虑除”。同时对于任何重大的变故都要保持稳定的心理状态，不可超过限度。对任何事物都要看到“世事皆有起伏，如意处常有不大如意之变”，不能忘形于一时。

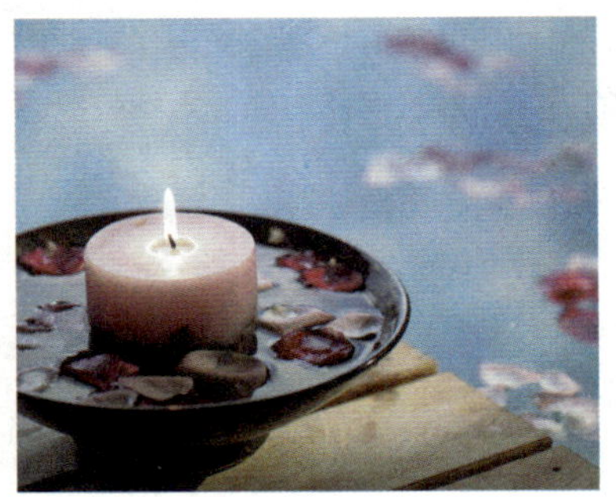

音乐的养生功效

首先，要根据个人的经历、性格、年龄、气质、音乐爱好和各种音乐的特点，精心选择音乐曲目。节奏明快、热情奔放、旋律流畅的曲调，有兴奋、舒心的作用，可在情绪不佳时选用。悠扬婉转、节奏徐缓、如泣如诉的曲调，具有镇静安神的作用，可在疲劳或病中选用。

其次，利用音乐治疗时，环境要宜人，室内严防噪声干扰，可配合色彩和香花等装饰。

音乐的旋律、节奏、音调，对人体都是一种良性刺激，对大脑及脑干的网状结构有直接影响，能改善大脑及整个神经系统的功能，从而协调各个器官系统的正常活动。

运动观景助雅兴

春季树木茂密、空气新鲜，可以踏青寻柳、游山戏水；夏季比较炎热，可以游泳；秋季到处是一片收获的景象，可以爬山、赏红叶；冬季“千里冰封，万里雪飘”，可以滑雪、慢走。年轻人可选择跑步、爬山、放风筝等运动，老年人可选择慢跑、散步、太极拳等。

运动要适量，以运动后感到精神健旺、身体不感疲劳为度。锻炼的时间最好选择在日出之后，植物能够很好地进行光合作用。中医养生家认为，经常参加锻炼的人，一般抗病能力强、思维敏捷、不易疲劳、办事效率高。

养心安神要净心

养心首先要做到心静，心静自然凉。善于静而养心的人可以体会到静则生阴，只有阴阳协调，才能保养心脏。如何才能做到心静呢？

❶心静必须清心少欲，要善于调节心情，尤其不能大喜大悲，中医有过喜伤心之说。

❷多闭目养神，有空就经常闭目养神，可帮助我们排除杂念。

❸多静坐，因为静则神安，哪怕 5 分钟都会见效。每次可在阴凉处或屋内静坐 15 ~ 30 分钟即可，也可采取听音乐、看书、钓鱼、打太极拳等入静。

少思寡欲养身心

很多人认为，要做到少思寡欲，就要心如死灰，对外界的一切都不抱有任何欲望。实际情况并非如此，少思寡欲并非要人无所事事、心如死灰，而是让人“清静以养神”“恬愉为务”，要尽量减少各种贪欲，少费神气。只有深蓄厚养，储藏能量，才能专心致志思考问题，从而表现出极大的智慧。

如何制怒最有效

◆**充分认识发怒的不良后果** 发怒可造成心血管功能的紊乱，出现心律不齐，诱发高血压和冠心病等。严重时还会导致脑血栓或心肌梗死，以及高血压患者的猝死。

◆**躲开“触媒”** 要在“怒发”尚未“冲冠”之际，善于运用理智有意识地去转移兴奋中心。

◆**自我暗示** 给自己提出任务，坚信自己有能力控制个人的情绪。

◆**适当宣泄** 可利用摔打一些无关紧要的物品宣泄或是对空中大喊缓解一下自己的冲动。最好跑到楼下，再爬上楼，每步登两个台阶，跑步上楼更好。还可以与别人聊聊。

◆**闭目深呼吸** 闭上眼睛几秒钟，再用力伸展身体，使心神慢慢安定下来。

图书在版编目(CIP)数据

居家必备 健康必知的养生细节/李宝珍编著.—太原：山西科学技术出版社，2015.5（2025.2重印）

（国医养生堂）

ISBN 978-7-5377-5076-9

Ⅰ.①居… Ⅱ.①李… Ⅲ.①养生（中医） Ⅳ.①R2

中国版本图书馆CIP数据核字（2015）第071136号

国医养生堂 **居家必备 健康必知的养生细节**

出 版 人： 阎文凯　　**文图编辑：** 冷寒风
编　　著： 李宝珍　　**装帧设计：** 阮剑锋
责任编辑： 薄九深　　**美术编辑：** 王道琴

出版发行： 山西出版传媒集团 · 山西科学技术出版社
地址：太原市建设南路21号　邮编：030012
编辑部电话： 0351-4922072
发行电话： 0351-4922121
经　　销： 各地新华书店
印　　刷： 文畅阁印刷有限公司

开　　本： 889毫米×1194毫米　1/32
印　　张： 3
字　　数： 80千字
版　　次： 2015年5月第1版
印　　次： 2025年2月第2次印刷
书　　号： ISBN 978-7-5377-5076-9
定　　价： 12.00元